# Das vertrage ich nicht

**Die besten Tipps für alle, die auf Fruktose, Gluten, Histamin oder Laktose reagieren**

Apothekerin Erika Fink

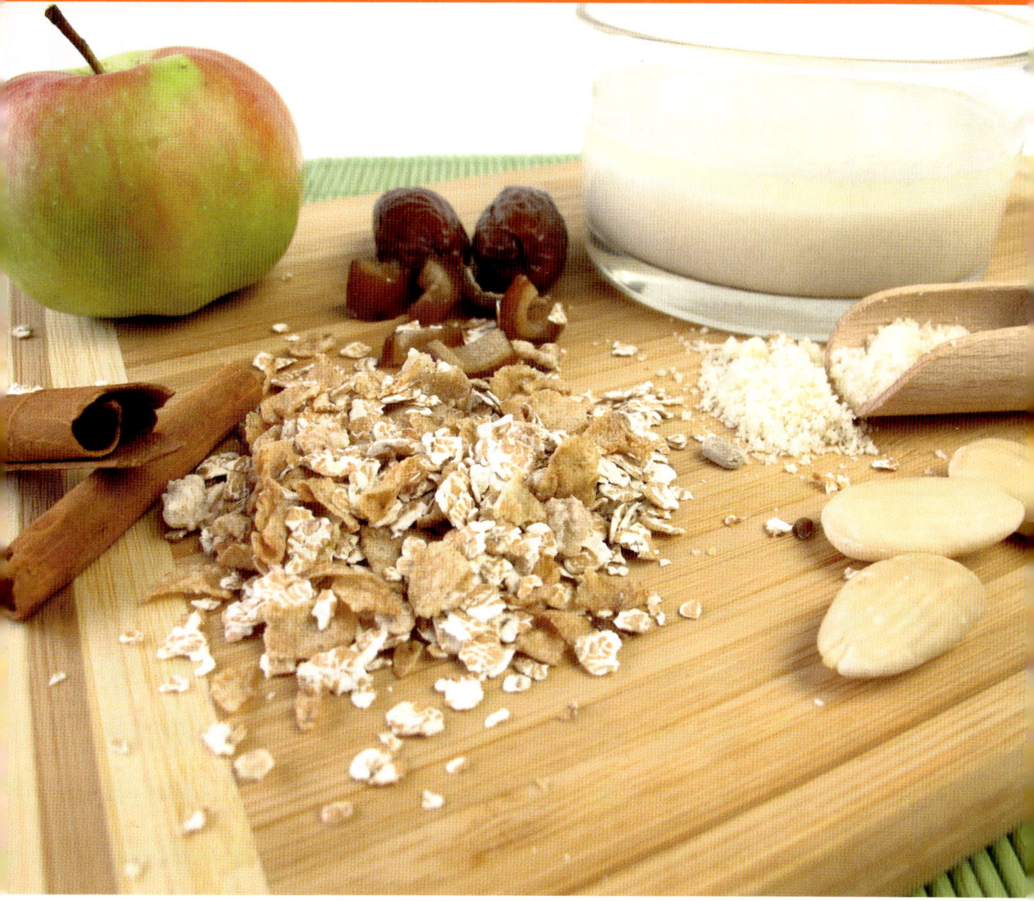

# Inhalt

Nahrungsmittel-Unverträglichkeiten: Was ist das eigentlich? . . . . . . . . . 4

Test: Habe ich eine Unverträglichkeit? . . . . . . . . . . . . . . . . . . . . . . . . . 9

Was bei Medikamenten zu beachten ist . . . . . . . . . . . . . . . . . . . . . . . . 10

Milchzucker-Unverträglichkeit oder Laktose-Intoleranz . . . . . . . . . . . . . 12

    Meist eine Frage der Erbanlagen . . . . . . . . . . . . . . . . . . . . . . . . . . . . 14

    Wie der Arzt die Unverträglichkeit erkennt . . . . . . . . . . . . . . . . . . . . . 16

    Milchzucker in gängigen Lebensmitteln . . . . . . . . . . . . . . . . . . . . . . . 18

    Muss die Laktose komplett vom Speiseplan verschwinden? . . . . . . . . . . . . . . 23

    Praktische Ernährungstipps . . . . . . . . . . . . . . . . . . . . . . . . . . . . . . . 24

Fruchtzucker-Unverträglichkeit oder Fruktose-Intoleranz . . . . . . . . . . . . 30

    Häufig: Probleme mit der Fruktose-Aufnahme . . . . . . . . . . . . . . . . . . . 31

    Zink und Tryptophan zu niedrig . . . . . . . . . . . . . . . . . . . . . . . . . . . . 33

    Das passiert in der Arztpraxis . . . . . . . . . . . . . . . . . . . . . . . . . . . . . . 33

    Fruktose nur in Maßen essen . . . . . . . . . . . . . . . . . . . . . . . . . . . . . . 34

    Vorsicht Sorbit! . . . . . . . . . . . . . . . . . . . . . . . . . . . . . . . . . . . . . . . 36

    Praktische Ernährungstipps . . . . . . . . . . . . . . . . . . . . . . . . . . . . . . . 38

Histamin-Unverträglichkeit, Histamin-Intoleranz . . . . . . . . . . . . . . . . . 40

    Histamin als Segen und Fluch . . . . . . . . . . . . . . . . . . . . . . . . . . . . . 42

    Schlüsselenzym Diaminoxidase (DAO) . . . . . . . . . . . . . . . . . . . . . . . . 43

    Käse, Fisch, Fleisch: Histamin vom Teller verbannen . . . . . . . . . . . . . . . 46

    Tipps für die Auswahl von Lebensmitteln . . . . . . . . . . . . . . . . . . . . . . 52

    Welche Medikamente helfen? . . . . . . . . . . . . . . . . . . . . . . . . . . . . . . 55

Gluten-Sensitivität . . . . . . . . . . . . . . . . . . . . . . . . . . . . . . . . . . . . . . 56

    Lange bekannt: die Zöliakie . . . . . . . . . . . . . . . . . . . . . . . . . . . . . . . 58

    Gluten-Intoleranz zeigt sich erst spät . . . . . . . . . . . . . . . . . . . . . . . . . 59

    Wo überall Gluten drin ist . . . . . . . . . . . . . . . . . . . . . . . . . . . . . . . . 61

    Glutenfreie Produkte sind nicht gesünder . . . . . . . . . . . . . . . . . . . . . . 65

Reizdarmsyndrom . . . . . . . . . . . . . . . . . . . . . . . . . . . . . . . . . . . . . . 66

    Die Diagnose gestaltet sich schwierig . . . . . . . . . . . . . . . . . . . . . . . . . 68

    Jeder Patient braucht eine individuelle Therapie . . . . . . . . . . . . . . . . . . 70

    Welche Lebensmittel die Beschwerden lindern . . . . . . . . . . . . . . . . . . . 72

    Mittel, die helfen können . . . . . . . . . . . . . . . . . . . . . . . . . . . . . . . . . 76

Nahrungsmittel-Allergien  . . . . . . . . . . . . . . . . . . . . . . . . . . . . . . . . . .  80
  Warum reagiert der Körper allergisch?  . . . . . . . . . . . . . . . . . . . . . . . . . . .  82
  Pseudoallergie: sieht aus wie Allergie, ist aber keine  . . . . . . . . . . . . . . . . . .  84
  Mehrere Wege zur Diagnose  . . . . . . . . . . . . . . . . . . . . . . . . . . . . . . . . .  85
  Pollen + Nahrungsmittel = Kreuzallergie  . . . . . . . . . . . . . . . . . . . . . . . . . .  87
  Behandlung: von der Diät bis zum Notfall-Set  . . . . . . . . . . . . . . . . . . . . . . .  88
  Ausgewogen ernähren mit Alternativen  . . . . . . . . . . . . . . . . . . . . . . . . . . .  91

Nützliche Adressen  . . . . . . . . . . . . . . . . . . . . . . . . . . . . . . . . . . . . . .  95
Stichwortverzeichnis  . . . . . . . . . . . . . . . . . . . . . . . . . . . . . . . . . . . . .  96

# Die Autorin

Erika Fink arbeitet als Apothekerin in Frankfurt am Main. Darüber hinaus hat sie Weiterbildungen zur Fachapothekerin für Offizinpharmazie und Fachapothekerin für theoretische und praktische Ausbildung absolviert. Sie schreibt regelmäßig für verschiedene Publikationen über Ernährung, Diätetik und Gesundheit und hat bereits ein Fachbuch dazu veröffentlicht.

Seit 1981 ist sie in der Ausbildung des Berufsnachwuchses im Bereich Ernährung aktiv. Unter anderem unterrichtet sie angehende Apotheker im letzten Abschnitt ihrer Ausbildung über Nahrungsmittel-Unverträglichkeiten. Sie ist Referentin bei Fortbildungsveranstaltungen für Apotheker und wurde für ihre Verdienste in der Aus-, Fort- und Weiterbildung von der Apothekerschaft bereits mehrfach ausgezeichnet.

Erika Fink engagiert sich auch für den Berufsstand. Von 2005 bis 2014 war sie Präsidentin der Landesapothekerkammer Hessen. Zudem hatte sie zwischen 2009 und 2012 das Amt der Präsidentin der Bundesapothekerkammer inne.

# Nahrungsmittel-Unverträglichkeiten: Was ist das eigentlich?

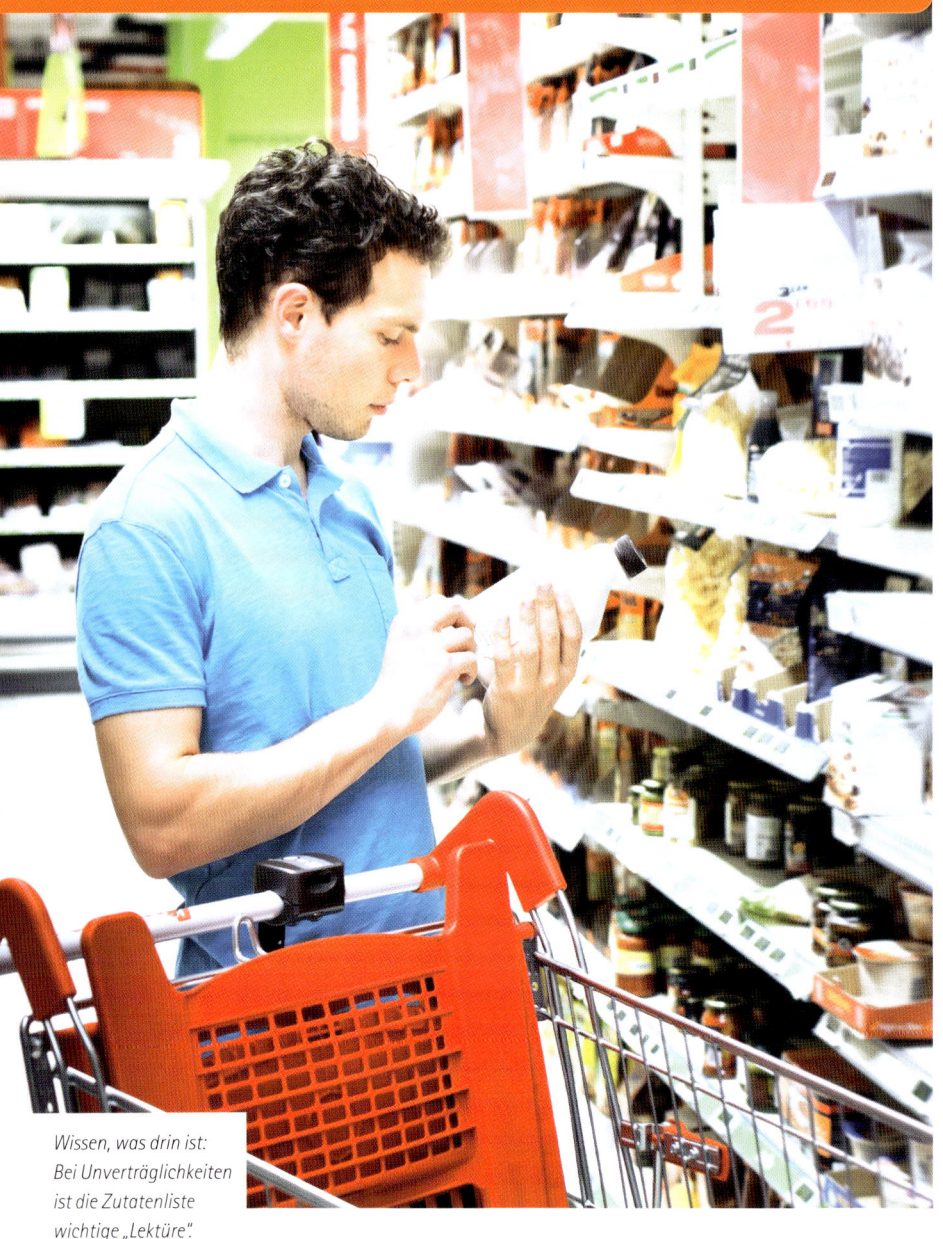

Wissen, was drin ist:
Bei Unverträglichkeiten
ist die Zutatenliste
wichtige „Lektüre".

Viele Menschen vertragen bestimmte Nahrungsmittel nicht. Experten schätzen, dass in westlichen Ländern zwischen 20 und 30 Prozent der Bevölkerung davon betroffen sind. Meist stellen sie selbst die Diagnose Allergie, weil sie gar nicht auf den Gedanken kommen, dass es etwas anderes sein könnte. Dabei gibt es sehr viele mögliche Ursachen für Beschwerden nach dem Essen. Zudem können sich Nahrungsmittel-Unverträglichkeiten ganz unterschiedlich zeigen. Dementsprechend schwierig gestalten sich Diagnose und Behandlung.

Von Unverträglichkeiten oder Intoleranzen sprechen wir, wenn Menschen nach dem Essen von hierzulande üblichen Lebensmitteln mit körperlichen Symptomen reagieren. Folgende Beschwerden treten am häufigsten auf:

- Blähungen,
- Erbrechen,
- Durchfall,
- Verstopfung,
- Bauchschmerzen (Krämpfe),
- Kopfschmerzen,
- Flush,
- Herzrasen,
- Müdigkeit.

*Beim Flush erweitern sich ganz plötzlich die Blutgefäße in Gesicht und Halsregion. Die Haut errötet.*

Dass jemand eine Mahlzeit „nicht verträgt" kommt gar nicht so selten vor. Im einfachsten Fall liegt es daran, dass andere Zutaten verwendet worden sind, als man von zu Hause gewohnt ist.

Sie kennen das vielleicht aus dem Urlaub. Das Essen in einem anderen Land ist nicht „schlecht", aber zunächst oft schlecht bekömmlich. Je weniger abwechslungsreich ein Mensch isst, desto eher wird dieser Fall eintreten. Nach zwei bis drei Tagen gewöhnt sich der Körper in der Regel an das andere Essen und verträgt es gut.

Anders verhält es sich, wenn man dauerhaft nach dem Verzehr bestimmter Speisen oder Lebensmitteln Beschwerden hat wie Völlegefühl, Bauchschmerzen oder Durchfall. Betroffene neigen oft dazu, das auf Zusatzstoffe im Essen zu schieben. Konservierungsstoffe, Geschmacksverstärker, Süßstoffe und Verdickungsmittel haben keinen guten Ruf. Sie müssen aber oft mitgegessen werden, wenn man Fertignahrungsmittel verzehrt. Die Alternative – selbst kochen aus frischen Nahrungsmitteln – können heute viele Menschen aus Zeitmangel, aber auch aus Mangel an Kenntnissen, kaum noch wahrnehmen.

*Vitamine und Spurenelemente* nennt man auch Mikronährstoffe.

Oft fehlt auch die Zeit, den nach dem Essen auftretenden Beschwerden wirklich auf den Grund zu gehen, zum Beispiel durch einen Arztbesuch. Viele begnügen sich mit einer Selbstdiagnose, die sich auf entsprechende Berichte in den Medien stützt. Die Eigentherapie besteht dann oft in einer Diät, deren oberstes Prinzip es ist, bestimmte Nahrungsmittel zu vermeiden. Das führt in vielen Fällen zu einer einseitigen Ernährung, denn die Versorgung mit allen Nährstoffen, Mineralstoffen und Vitaminen ist dann nicht mehr sichergestellt. Doch nur ein abwechslungsreiches Essen ist auch ein gesundes Essen. Wer die Nährstoffverluste in Kauf nimmt, weil er sie nicht erkennt und nicht ausgleichen kann, schadet seinem Körper langfristig. Auf Dauer „isst er sich krank".

Die Lebensmittelindustrie hat mittlerweile eine neue Verbrauchergruppe ausgemacht, die „Ernährungssensiblen". Speziell für sie gibt es in Supermärkten viele Waren mit den Aufschriften „frei von" – und das Angebot wird immer größer. Dabei haben die nachgewiesenen Nahrungsmittel-Unverträglichkeiten kaum zugenommen, wohl aber die Selbstdiagnose und der Verkauf entsprechender Produkte. So hat sich der Absatz glutenfreier Produkte weltweit zwischen 2010 und 2014 fast verdoppelt. Für jeden sichtbar wächst auch das Angebot von Sojamilch und Milchersatzprodukten auf Sojabasis in den Supermarktregalen ständig.

Demgegenüber steigt die Zahl der nachgewiesenen Lebens-mittel-Allergien immer noch leicht an, besonders bei jüngeren Menschen. Aus medizinischer Sicht unterscheiden sich die körperlichen Reaktionen bei einer Allergie grundlegend von denen bei einer Intoleranz oder Unverträglichkeit. Die einzelnen Kapitel dieses Buches veranschaulichen das.

Jeder Mensch, der eine Unverträglichkeit gegen bestimmte Lebensmittel bei sich feststellt, ist gut beraten, sich um eine korrekte ärztliche Diagnose zu bemühen. Wie die folgenden Beschreibungen häufig vorkommender Unverträglichkeiten

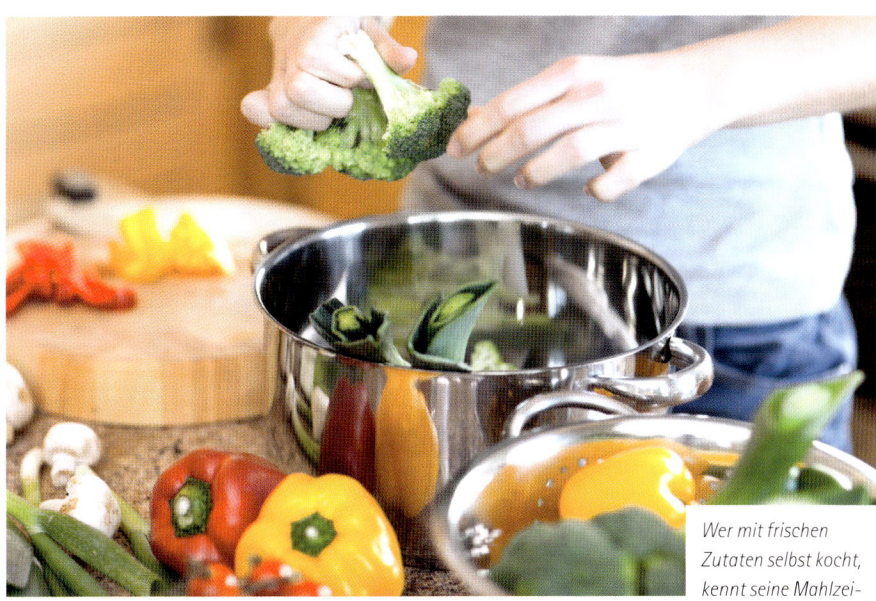

*Wer mit frischen Zutaten selbst kocht, kennt seine Mahlzeiten besser.*

zeigen, lösen oft viele verschiedene Mechanismen einzeln oder im Zusammenwirken das Geschehen aus. Eine Eigendiagnose geht in den meisten Fällen daneben, denn oft lässt sich von den Symptomen nicht unbedingt auf deren Ursache schließen. Es können sich sowohl leichte Lebensmittel-Unverträglichkeiten dahinter verbergen als auch ernsthafte Erkrankungen, die chronisch werden oder einzelne Organe stark schädigen können.

Darüber hinaus ist es für einen Laien kaum möglich, eine Allergie von einer Nahrungsmittel-Unverträglichkeit zu unterscheiden. Dies bestimmt jedoch die Behandlung. Aus diesem Grund ist den echten Allergien in diesem Buch ein eigenes Kapitel gewidmet. Eine Therapie, die sich lediglich auf Verdachtsmomente stützt, ist unangemessen gegenüber dem großen gesundheitlichen Stellenwert einer vollwertigen Ernährung. Die richtige Diagnose ist daher Voraussetzung, um das Problem erfolgreich behandeln zu können und die Ernährung so wenig wie möglich einzuschränken. Verordnet der Arzt eine Diät, orientiert diese sich an einem Plan, der Mangelernährung und damit einem Verlust an Leistungsfähigkeit vorbeugt.

*Vorsicht vor allem bei Gewürzen wie Sellerie, Chili, Curry, Muskat, Pfeffer, Ingwer, Koriander.*

Der nächste sinnvolle Schritt für den Patienten ist, sich intensiv mit der Zusammensetzung der Lebensmittel zu beschäftigen, damit schwerwiegende Ernährungsfehler gar nicht erst vorkommen. Gerade bei den Nahrungsmittel-Intoleranzen – also nicht bei den Allergien – verträgt der Körper beispielsweise Laktose, Fruktose, Gluten, Histamin und Gewürze in bestimmten Mengen und in bestimmten Kombinationen mit anderen Nahrungsmitteln. Es liegt also keine Nulltoleranz vor, aber die Mengen sind individuell so unterschiedlich, dass jeder das für sich austesten muss. Es erfordert Zeit, aber es lohnt den Aufwand, seine Ernährung so zu gestalten, dass sie nicht einseitig wird, dass sie Spaß macht und dass sie verträglich ist.

# Test: Habe ich eine Unverträglichkeit?

## Haben Sie folgende Symptome im Zusammenhang mit einer Mahlzeit bei sich beobachtet?

- Bauchschmerzen und/oder Krämpfe,
- Blähungen und/oder Durchfall,
- Juckreiz oder Rötung des Gesichts oder der Haut,
- Brennen und Jucken an den Lippen oder im Mund,
- Niesen oder tränende Augen,
- Herzrasen,
- Kopfschmerzen.

## Erscheinen oder verschlimmern sich diese Symptome nach

- alkoholischen Getränken?
- der Einnahme von Medikamenten?

Wenn eine oder mehrere dieser Beschwerden wiederholt auftreten, suchen Sie bitte einen Arzt auf, um eine Nahrungsmittel-Unverträglichkeit beziehungsweise -Allergie abklären zu lassen.

Einzelne Nahrungsmittel und erst recht komplette Mahlzeiten enthalten eine Vielzahl von Stoffen, die eine Unverträglichkeit auslösen können, so dass eine exakte Diagnose ohne fachliche Unterstützung praktisch unmöglich ist.

Sind die Beschwerden erst aufgetreten, nachdem Sie bestimmte Arzneimittel längere Zeit eingenommen haben, teilen Sie das dem Arzt bitte auch mit. In Frage kommen vor allem Arzneimittel aus der Gruppe der Schmerzmittel, Antibiotika (gegen bakterielle Entzündungen) und Mittel gegen zu viel Magensäure, sogenannte Protonenpumpenhemmer. Aber auch andere können im Zusammenhang mit Unverträglichkeiten eine Rolle spielen.

# Was bei Medikamenten zu beachten ist

In der Apotheke wird zu Medikamenten häufig die Frage gestellt: „Ist da Laktose drin?" Diese Frage ist leicht zu beantworten. Arzneimittel sind immer vollständig deklariert, das heißt, dass alle Inhaltsstoffe angegeben sind. Sie stehen oft außen auf Verpackung, wenn nicht, dann im Beipackzettel. In den meisten Fällen gibt es zu laktosehaltigen Produkten – üblicherweise sind es Tabletten – laktosefreie Alternativen wie Tropfen und Zäpfchen. Sprechen Sie Ihr Problem in der Apotheke an, und man wird Ihnen helfen.

*Auch in Arzneisäften kommt Laktose bis auf wenige Ausnahmen nicht vor.*

In letzter Zeit verlangen immer mehr Apothekenkunden glutenfreie Arzneimittel. Dazu ist zu sagen, dass sich das Problem gar nicht stellt: Es gibt praktisch keine Arzneimittel, die Gluten enthalten. Wurde bei Tabletten oder Kapseln Stärke als Füllmittel

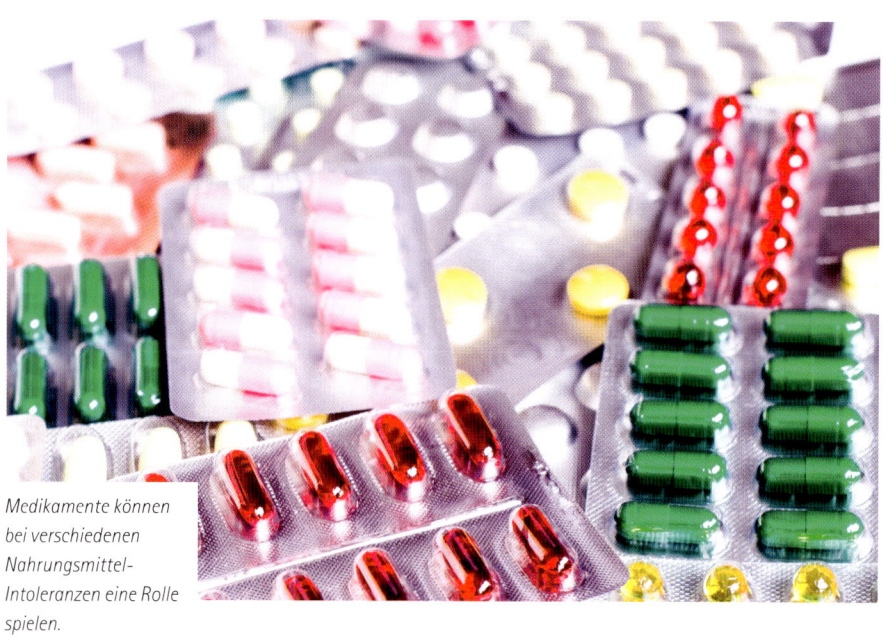

*Medikamente können bei verschiedenen Nahrungsmittel-Intoleranzen eine Rolle spielen.*

eingesetzt, handelt es sich um reinste Stärke. Sie ist zwar ein Getreideprodukt, aber glutenfrei.

Bei Fruktose- und Sorbit-Unverträglichkeit kann es schon eher Probleme geben. Da die Zahl der Diabetiker in den letzten Jahrzehnten stark angestiegen ist, hat sich die Industrie schon früh bemüht, Arzneimittel herzustellen, die auch für Diabetiker verträglich sind. In Säften, Tropfen und Lutschtabletten sind deshalb häufig Zuckerersatzstoffe enthalten. Oft sind das Süßstoffe, oft aber auch Sorbit und gelegentlich Fruktose. Zucker als Süßungsmittel ist hier die Alternative und für jeden Menschen verträglich, in geringen Mengen sogar für Diabetiker, wie man heute weiß.

Personen mit Histamin-Intoleranz können – müssen aber nicht – mit einigen Arzneimitteln Probleme bekommen. Diese sind im entsprechenden Kapitel in diesem Buch aufgelistet. Die Reaktionen zeigen sich meist auf der Haut durch Rötung und Juckreiz. Hier fällt es schwerer, für die Arzneimittel eine Alternative zu finden, denn die Unverträglichkeit geht vom eigentlichen Wirkstoff aus. Bei Fruktose, Sorbit und Laktose handelt es sich um Hilfsstoffe, die für die Wirkung nicht relevant sind. Auch hier gilt: Fragen Sie Ihren Apotheker!

Bei Patienten mit Reizdarmsyndrom kann bei der Einnahme von Medikamenten ebenfalls die eine oder andere unerwartete Reaktion auftreten. Oft im Zusammenhang mit den genannten Hilfsstoffen Fruktose, Sorbit und Laktose, gelegentlich aber auch ohne auffindbare Ursache. Hier hilft bei Unverträglichkeit nur, das Präparat zu wechseln – ohne Garantie, dass das andere Präparat verträglich ist.

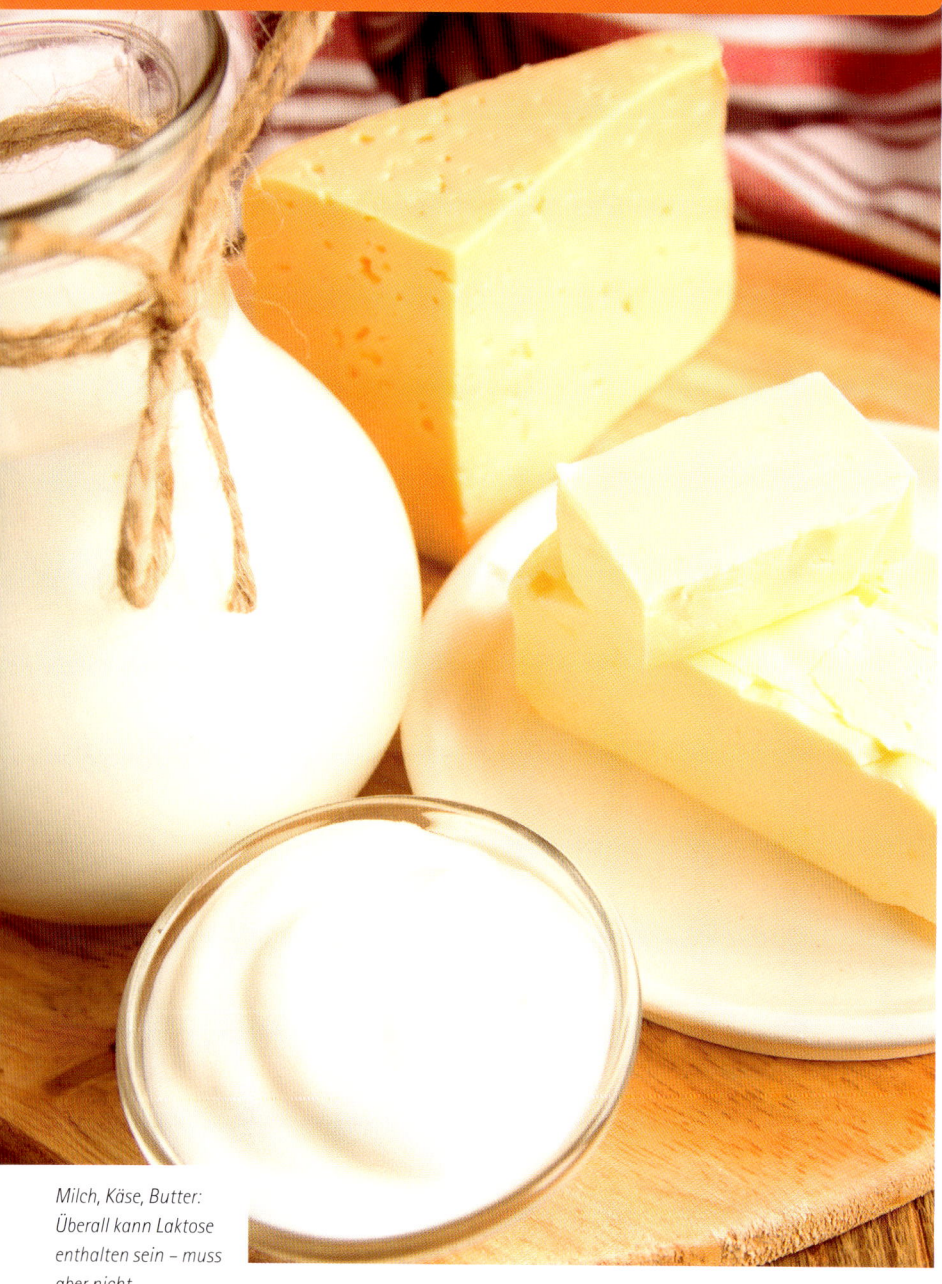

*Milch, Käse, Butter:
Überall kann Laktose
enthalten sein – muss
aber nicht.*

Milchzucker, fachsprachlich Laktose genannt, kommt hauptsächlich in der Milch der Säugetiere und in der menschlichen Muttermilch vor. Laktose besteht aus zwei einfachen Zuckern, die chemisch miteinander verknüpft sind. Bei der Verdauung im Dünndarm wird Laktose in die einzelnen Zucker aufgespalten: in Traubenzucker (Glukose) und Galaktose (Schleimzucker). Wie jedes neugeborene Säugetier ist auch der menschliche Säugling darauf angewiesen, Milchzucker aufspalten zu können, um mit der Glukose seinen Blutzuckerspiegel aufrechtzuerhalten.

Die Galaktose liefert dem Körper Energie, genau wie die Glukose. Sie dient aber auch als Baustein für verschiedene Mehrfachzucker, die sich zum Beispiel in Schleimhäuten finden – daher der Name „Schleimzucker".

Im Dünndarm wird ein Enzym gebildet, man kann sagen ein Wirkstoff, der keine andere Funktion hat, als Laktose in Glukose und Galaktose zu spalten. Das Enzym heißt Laktase und ist für jeden Säugling überlebenswichtig. Extrem selten kann es vorkommen, dass einem Baby das Enzym fehlt, was man aber schon bald nach der Geburt merkt. Dem Kind geht es nach dem Stillen schlecht, es bekommt Durchfall, wird schwach, und der Blutzucker erhöht sich nach der Mahlzeit nicht. Das Baby braucht dann eine Nahrung, die statt Milchzucker Traubenzucker enthält.

Auf Milchzucker als Lieferant für Glukose ist der Mensch streng genommen nur als Säugling angewiesen. So ist es nicht weiter schlimm, wenn er als Erwachsener das Enzym Laktase nicht mehr bildet und dann keine Laktose mehr spalten kann. Dann verzichtet er aber am besten auf Milchzucker, denn sonst kommt es zu den oben aufgezählten Symptomen der Milchzucker-Unverträglichkeit.

Der Grund: Ungespaltene Laktose kann vom Körper aus dem Dünndarm nicht aufgenommen werden. Sie gelangt in den nachfolgenden Dickdarm und dient dort als Nahrung für die Darmbakterien. Diese Bakterien spalten Milchzucker in Kohlendioxid ($CO_2$), Wasserstoff ($H_2$) und kurzkettige Fettsäuren wie Milchsäure und Essigsäure. Wasserstoff wird ausgeatmet und verursacht keine Beschwerden. Kohlendioxid kann im Darm für Blähungen und Bauchschmerzen sorgen, die Fettsäuren im Dickdarm bewirken die Durchfälle, die bei Milchzucker-Unverträglichkeit auftreten.

## Meist eine Frage der Erbanlagen

Weltweit betrachtet können die meisten Menschen als Erwachsene fast keine Laktase mehr bilden. Irgendwann zwischen dem 2. und 5. Lebensjahrzehnt versiegt bei ihnen allmählich die Laktase-Produktion. Sie haben somit eine Laktose-Intoleranz, weil sie keinen Milchzucker mehr aufspalten können. Die Betroffenen merken es daran, dass sie nach dem Essen von Milchprodukten mit Beschwerden reagieren, die sich mit der Zeit verstärken.

Diese „adulte Hypolaktasie", so der Fachausdruck, ist erblich bedingt. Eine gleichmäßige Durchmischung Laktose-toleranter und -intoleranter Menschen hat aber auf der Erde noch nicht stattgefunden. In Europa und Nordamerika sind die meisten Erwachsenen Laktose-tolerant – geschätzt 70 bis 80 Prozent – und vertragen bis zum Lebensende Milchprodukte gut. In afrikanischen und asiatischen Ländern ist es umgekehrt, in abgelegenen Populationen sind die Menschen gelegentlich zu 100 Prozent laktoseintolerant. Im Zuge der Globalisierung hat aber heute schon eine verstärkte Durchmischung stattgefunden, und sie wird weitergehen. Für uns bedeutet das, dass die Zahl der Menschen mit Milchzucker-Unverträglichkeit, die in Europa und Nordamerika leben, größer wird.

Wenn ein Laktasemangel nicht erblich bedingt ist, spricht man von einem erworbenen Laktasemangel oder einer sekundären Milchzucker-Unverträglichkeit.

Das kann zum Beispiel aufgrund von Erkrankungen des Dünndarms passieren, bei denen die Laktase-Produktion beeinträchtigt ist. Laktase wird in sehr empfindlichen Zellen auf der Oberfläche der Dünndarmschleimhaut gebildet. Diese Zellen nehmen bei Erkrankungen schnell Schaden und stellen die Laktase-Produktion ein.

*Unter anderem können Morbus Crohn, Zöliakie, Reizdarm, Darmgrippe, Magen- und Darmoperationen die Laktase-Produktion vermindern.*

Die häufigsten Erkrankungen sind Infektionen mit Bakterien, Parasiten und Viren, ganz besonders Rotaviren bei Kindern. Wird bei der Behandlung von Krebserkrankungen der Dünndarm durch Chemotherapie oder Strahlentherapie geschädigt, kann das zu vorübergehender Laktose-Intoleranz führen. Gelegentlich tritt Laktose-Unverträglichkeit auch kurzfristig nach Antibiotika-Einnahme auf. Starke Durchfälle, egal aus welchem Grund, schädigen ebenfalls die Dünndarmoberfläche und schränken so die Laktase-Aktivität ein.

Im Verlauf anderer Erkrankungen kann es dazu kommen, dass sich im Dünndarm Bakterien ansiedeln. Er ist normalerweise frei davon. Diese Bakterien bauen die Laktose teilweise ab, bevor sie von Laktase gespalten werden kann. Es kommt dann wie oben beschrieben schon im Dünndarm statt im Dickdarm zu Blähungen und Durchfall, das ist noch unangenehmer.

Diese erworbenen Formen der Laktose-Unverträglichkeit verschwinden, wenn es gelingt, die zugrunde liegende Krankheit zu heilen. Allerdings kann es Wochen dauern, bis die normale Laktase-Aktivität wiederhergestellt ist.

# Wie der Arzt die Unverträglichkeit erkennt

Für die Diagnostik gibt es mehrere standardisierte Testmethoden, die Rückschlüsse darauf erlauben, ob der Milchzucker im Darm normal verdaut wird:

## Der Laktose-$H_2$-Atemtest

Dieser Test auf Wasserstoff ist sehr spezifisch und empfindlich. Die Testperson muss über Nacht nüchtern bleiben. Zuerst wird ein Basiswert festgestellt und dann nimmt die Person 50 Gramm Milchzucker ein. Nach 30, 60, 90 und 120 Minuten wird dann der Wasserstoffgehalt der Ausatemluft gemessen. Werte über 20 ppm (parts per million) gelten als Beweis für Laktose-Intoleranz. Falsch positive Resultate können auftreten, wenn, wie oben beschrieben, der Dünndarm mit Bakterien besiedelt ist oder bei schlechter Mundhygiene. Falsch positive Resultate gibt es eventuell bei oder kurz nach einer Antibiotikatherapie.

## Der orale Laktose-Toleranztest

*Bei Diabetikern ist ein Anstieg des Glukosespiegels nicht zuverlässig auf Milchzucker zurückzuführen. Er ist sowieso erhöht.*

Beim oralen Laktose-Toleranztest werden ebenfalls 50 Gramm Milchzucker verabreicht. Anschließend wird nach 60 und 90 Minuten der Anstieg des Blutzuckers gemessen. Der kann nur ansteigen, wenn die Laktase im Darm das Milchzuckermolekül spaltet und danach Glukose ins Blut gelangt. Dieser Test funktioniert nicht bei Diabetikern und ist nicht sehr spezifisch, so dass er heute kaum noch angewendet wird.

## Der $^{13}$C-Atemtest

Beim $^{13}$C-Atemtest misst der Arzt speziell markiertes Kohlendioxid im Atem. Die Testpersonen bekommen dazu 50 Gramm Laktose verabreicht, in die ein nicht radioaktives $^{13}$C-Kohlenstoff-Atom „eingebaut" ist. Damit lässt sich feststellen, ob das ausgeatmete $CO_2$ wirklich aus der Laktose oder aus anderen

Stoffwechselprozessen stammt. Findet der Test das markierte $CO_2$ in der Atemluft, bedeutet das, dass der Milchzucker im Darm normal gespalten wird und die Einzelzucker wie gewünscht in die Blutbahn gelangen. Dieser Test wird jedoch aus Kostengründen eher selten durchgeführt.

## Der Gentest

Beim Gentest wird festgestellt, ob die betreffende Person eine erbliche Veranlagung zu Laktose-Toleranz oder -Intoleranz hat. Die entsprechenden Abschnitte im Erbgut sind bekannt und können nachgewiesen werden. Als Probenmaterial kommt Blut infrage, aber auch ein Wangenabstrich liefert ausreichend Material. Dieser Test erfasst allerdings keine sekundäre Laktose-Intoleranz, die durch eine andere Erkrankung entstanden ist. Wenn demnach der Gentest keine Laktose-Intoleranz feststellt, aber trotzdem Beschwerden bestehen, muss noch ein Atemtest gemacht werden. Umgekehrt kann es sinnvoll sein, bei

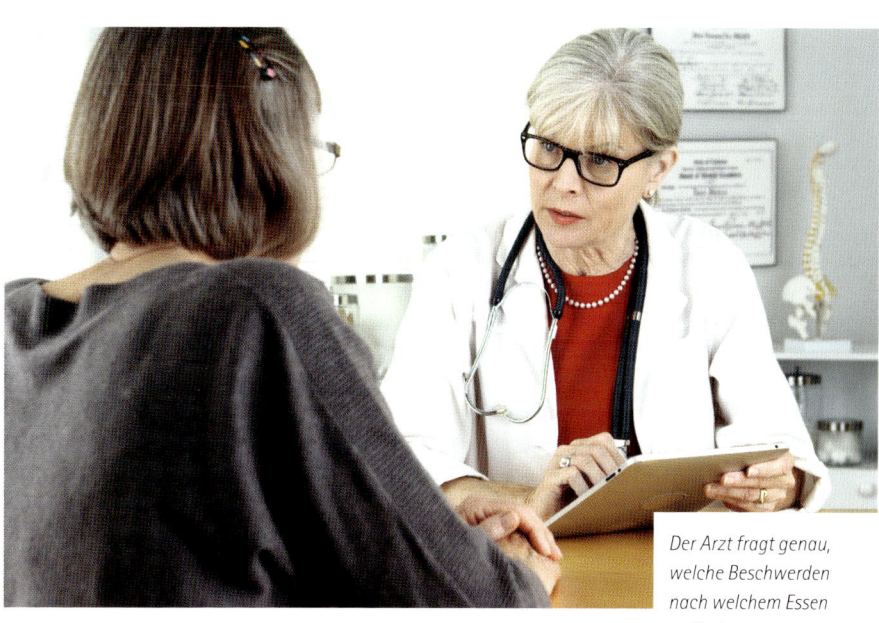

*Der Arzt fragt genau, welche Beschwerden nach welchem Essen auftreten.*

Beschwerden und Nachweis von genetisch bedingter Laktose-Intoleranz nach einer sekundären Laktose-Intoleranz zu suchen, die eventuell behandelt werden muss.

# Milchzucker in gängigen Lebensmitteln

Für den einzelnen Menschen heißt es, dass er an eine Laktose-Intoleranz denken muss, wenn er bestimmte Nahrungsmittel auf einmal regelmäßig nicht mehr verträgt. Wenn es sich offensichtlich um Milchprodukte handelt, wird der Verdacht schnell aufkommen. Es gibt bei uns aber viele Fertignahrungsmittel, die Milchzucker enthalten, ohne dass wir es vermuten. Das liegt daran, dass Milchzucker ein sehr gutes Bindemittel ist, denn er bindet viel Wasser und führt zu einer festeren Konsistenz von zum Beispiel Joghurt, aber auch Wurst. Man erreicht mit Milchzuckerzusatz zudem ein höheres Gewicht und mehr Volumen. Weil diese Milchzucker-Wasser-Mischung auch kalorienarm ist, wird Milchzucker gern in fettreduzierten Lebensmitteln als Füllstoff und Konsistenzgeber eingesetzt.

In Fertignahrungsmitteln muss Laktose auf der Packung angegeben werden. Das entfällt allerdings, wenn ein Milchprodukt deklariert ist, das Laktose enthalten könnte.

Wenn also folgende Inhaltsstoffe in der Liste zu finden sind, muss Laktose nicht gesondert aufgeführt werden:

- Milch(-pulver), Milcherzeugnis, Magermilchpulver, Vollmilchpulver,
- Molken(-pulver), Molkenerzeugnis, Süßmolken(pulver), Sauermolken(pulver),
- Kefir,
- Rahm,

- Sahne,
- Kondensmilch,
- Laktit bzw. E 969.

Außer als Bindemittel dient Laktose noch als Geschmacksverstärker und Aromaträger. In dieser Funktion finden wir sie beispielsweise in

- Aufschnitt/Wurst,
- Aromen,
- Brotaufstrichen,
- Cremelikören,
- Fertiggerichten,
- Gemüsekonserven,
- Kartoffelpüree/-knödeln,
- Müslimischungen,
- Paniermehl,
- Salatsaucen,
- Süßstofftabletten,
- Trockengebäck.

*Die E-Nummern der Lebensmittel-Zusatzstoffe gelten in allen Ländern der Europäischen Union. Das E steht für Europa.*

Hier ist sie als „Laktose", „Milchzucker" oder aber als „Milchzubereitung" deklariert. Vom Verbraucher wird erwartet, dass er das versteht.

Das heißt nicht, dass diese Produkte von Laktose-intoleranten Personen keinesfalls gegessen werden dürfen. In der Regel besteht eine Laktose-Intoleranz bei Erwachsenen nicht zu hundert Prozent. Zwischen fünf und zehn Gramm Laktose pro Tag werden oft vertragen. Es handelt sich dann um eine laktosearme Kost, im Gegensatz zur laktosefreien Kost, die selten erforderlich ist. Allerdings darf die tägliche Laktosemenge nicht auf einmal verabreicht werden, sondern über den Tag verteilt. Das kann zum Beispiel auch heißen: Eine kleine Grillwurst geht gerade noch, zwei eben nicht mehr. Für Schokolade gilt das auch, abhängig vom Kakaogehalt. Dabei enthält Schokolade mit höherem Kakaogehalt normalerweise weniger Laktose.

Ein besonderes Interesse gilt natürlich dem Laktosegehalt von Milchprodukten. Einige dürfen bei einer laktosearmen Ernährung durchaus auf dem Speiseplan stehen, bei einer laktosefreien Diät aber nicht mehr. Menschen mit Laktose-Intoleranz können für sich austesten, wie gut sie die verschiedenen Milchzubereitungen vertragen. Das ist individuell sehr unterschiedlich.

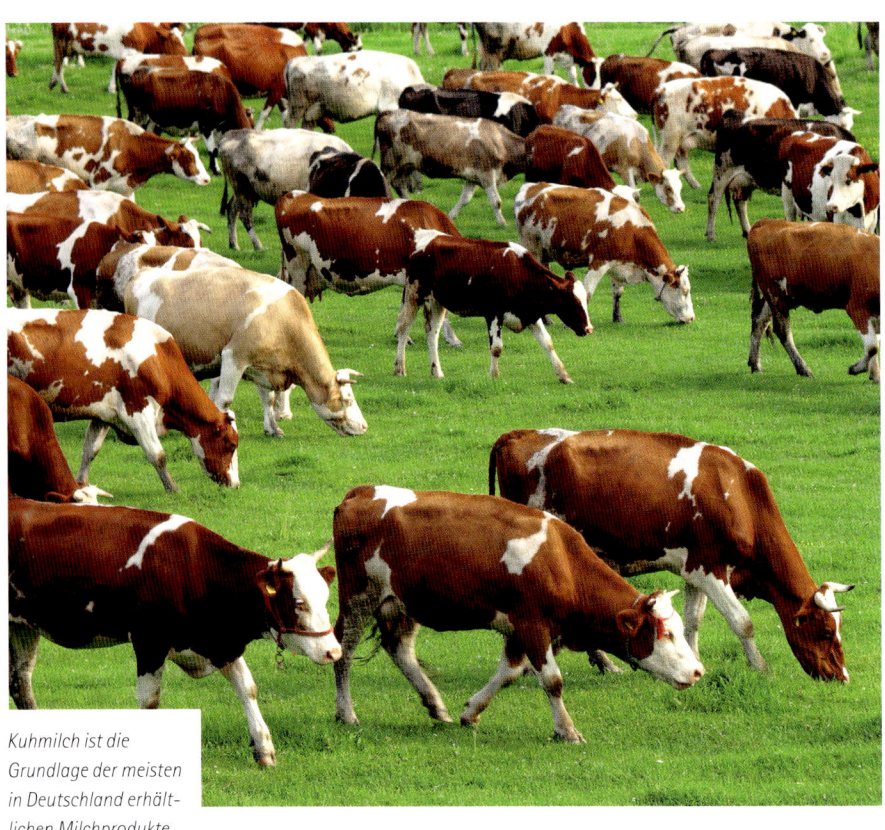

*Kuhmilch ist die Grundlage der meisten in Deutschland erhältlichen Milchprodukte.*

## Einstufung von Lebensmitteln nach Laktosegehalt

- Als laktosefrei gelten Lebensmittel in unverarbeiteter Form, die von Natur aus keine Laktose enthalten, zum Beispiel Fleisch, Fisch, Eier, Kartoffeln, Obst, Gemüse, Salat, Getreide, Hülsenfrüchte, Nüsse, alle pflanzlichen Nahrungsmittel und alle pflanzlichen und tierischen Fette und Öle.
- Als laktosearm oder fast laktosefrei gelten Lebensmittel mit einem Laktosegehalt von unter 1 g pro 100 g Lebensmittel.
- Als mittleren Laktosegehalt bezeichnet man Lebensmittel mit einem Laktosegehalt zwischen 1 und 4,5 g pro 100 g Lebensmittel.
- Als laktosereich gelten Lebensmittel mit einem Gehalt von über 4,5 g Laktose pro 100 g Lebensmittel.

### Laktosegehalt verschiedener Milchprodukte

| Laktosegehalt unter 1 g/100 g – meistens verträglich | Gramm/100 g |
|---|---|
| Bitterschokolade (75 Prozent Kakao) | 0 bis 0,5 |
| Mozzarella | 0,5 (bis 2) |
| Brie | 0,5 |
| Butter | 0,1 bis 1 |
| Butterschmalz / Butterreinfett | < 0,1 |
| Camembert | 0 (bis 1) |
| Feta-Käse (45 Prozent Fett) | 0,5 bis 0,7 |
| Hartkäsesorten die lange gereift sind (Gouda, Tilsiter, Bergkäse, ...) | 0 bis 0,4 |
| Parmesan, Grana Padano | 0,06 |
| Ricotta | 0,3 bis 1 |

| Laktosegehalt 1–5 g/100 g | Gramm/100 g |
| --- | --- |
| Buttermilch | 4 bis 5 |
| Frischkäse | 2,5 bis 3,4 |
| Hüttenkäse | 4 |
| Magertopfen/Magerquark | 3 bis 4 |
| Mascarpone | 2,5 |
| Nuss-Nougatcreme | 1,5 bis 3 |
| Sauerrahm (15 Prozent Fett) | 3,2 |
| Topfen/Quark (20 Prozent Fett) | 2,7 bis 3,7 |
| Joghurt | 3,2 bis 4,5 |
| Vollmilch (3,6 Prozent Fett) | 4,6 bis 4,8 |

| Laktosegehalt über 5 g/100 g | Gramm/100 g |
| --- | --- |
| Eiscreme | 6 bis 7 |
| Kondensmilch | 9 bis 13 |
| Magermilchpulver | 50,5 |
| Magermilch | 4,8 |
| Milchschokolade | 9,5 |
| Molkenpulver | 72,8 |
| Schmelzkäse, 45 Prozent fett i.Tr. | 6,3 |

Man fragt sich natürlich, warum Menschen trotz Laktose-Intoleranz Milchprodukte essen wollen. Das liegt an unseren üblichen Essgewohnheiten; Milchprodukte sind bei uns Grundnahrungsmittel. Und es liegt daran, dass – wie oben erwähnt – Milchprodukte in vielen Fertigprodukten vorkommen, aber auch in den Speisen, die in Restaurants angeboten werden. Sie schmecken in der Regel gut oder zumindest so, wie wir es gewöhnt sind. Wir können ihnen im Alltag also kaum aus dem Weg gehen.

Auf der anderen Seite stellt sich die Frage, ob es Probleme gibt, wenn wir Milchprodukte vollständig aus unserer Nahrung verbannen. Als Eiweißlieferanten sind Milch und Milchprodukte wichtig. Wenn sie ausfallen, müssten wir auf Fleisch, Fisch und

Eier ausweichen. Zusätzlich sind Hülsenfrüchte, allen voran Soja, gute Eiweißquellen. Eine laktosearme oder laktosefreie Ernährung ist also gut möglich, aber unbequem.

Eine große Bedeutung hat Milch auch als Calciumquelle. Calcium ist in Milch nicht nur reichlich vorhanden, es wird auch sehr leicht vom Körper aufgenommen. Das gleichzeitig in der Milch vorhandene Vitamin D könnte dabei eine Rolle spielen. Vielleicht sind es aber auch noch unbekannte Stoffe in der Milch, die Calcium für uns so gut verwertbar machen.

*Hülsenfrüchte wie Erbsen, Linsen oder Bohnen enthalten frisch 4 bis 5 g Eiweiß pro 100 g, getrocknet etwa 23 g.*

## Muss die Laktose komplett vom Speiseplan verschwinden?

Laktose-Intolerante Personen streichen am besten zunächst die laktosereichen Milchprodukte aus ihrem Speiseplan. Außerdem sind Milchprodukte zusammen mit anderen Lebensmitteln, zum Beispiel im Rahmen einer kompletten Mahlzeit, besser verträglich. Wenn das nicht reicht, muss die Laktose in der Nahrung weiter reduziert werden. Dazu ist es sinnvoll, die Deklarationen auf Fertigprodukten und Lebensmittel-Verpackungen verstehen und beurteilen zu können.

Als Ersatz für Milch und Milchprodukte gibt es mittlerweile ein großes Angebot von laktosefreien Produkten wie Milch, Käse, Joghurt, Sahneersatz, Tofu. Die Palette wird laufend erweitert. Es lohnt sich, beim Kauf solcher Produkte darauf zu achten, dass sie mit Calcium angereichert sind. Das ist oft, aber nicht immer, der Fall.

Daneben gibt es Enzympräparate in Tabletten- oder Pulverform. Die Einnahme nützt vielen Laktose-intoleranten Personen, aber nicht allen. Das hat verschiedene Gründe: Die in den Präparaten

*Tabletten mit einem magensaftresisten-ten Überzug lösen sich im Magen nicht auf - erst im Dünndarm.*

enthaltene Laktase müsste gleichzeitig mit der gegessenen Laktose im Dünndarm ankommen. Dazu braucht man eine Tablette mit einem magensaftresistenten Überzug. Wenn das nicht der Fall ist, wird die Laktase schon im Magen vom sauren Magensaft zerstört und kann im Dünndarm nicht mehr wirken. Manche kaufen aus falsch verstandener Sparsamkeit Tabletten mit einem zu geringen Laktasegehalt. Diese wirken nur unvollständig.

Alternativ kann man Laktasepulver schon im Glas oder Teller mit der Nahrung verrühren, dann wird der Milchzucker schon vor dem Essen gespalten. Das verändert aber den Geschmack etwas, denn der freigesetzte Traubenzucker schmeckt süßer als der ursprünglich enthaltene Milchzucker.

Es ist wichtig, von Zeit zu Zeit überprüfen zu lassen, ob die Intoleranz noch besteht, wenn es sich um eine sekundäre Laktose-Intoleranz gehandelt hat. Und es ist bei jeder Diät wichtig zu kontrollieren, ob man mit allen Nährstoffen, Vitaminen und Spurenelementen versorgt ist oder ob man sich unbeabsichtigt mit einer Mangelernährung schadet.

## Praktische Ernährungstipps

### Frühstück

Brot und Brötchen gibt es als laktosefreie Sorten. Ob Laktose enthalten ist, steht bei abgepackten Produkten auf der Packung, beim Bäcker kann man fragen, welche Sorten laktosefrei sind. Viele Bäckereien haben dazu auch Aushänge.

Wer möchte, kann Schinken, Kasseler, Roastbeef oder Braten essen. Sie enthalten praktisch keine Laktose. Das Angebot an Wurst ist so groß, dass es relativ leicht fällt, laktosefreie Ware zu finden. Für Bäckereien oder Metzgereien in Deutschland besteht die Pflicht, eine Zutatenliste vorzuhalten und bei Bedarf dem Kunden zu zeigen. Naturjoghurt ist in der Regel laktosearm. Viele Laktose-Intolerante vertragen ihn gut. Laktosearmer Käse ist auch kein Problem, den Gehalt kann man entsprechenden Tabellen entnehmen. Bei der Käseherstellung bauen Milchsäurebakterien den Michzucker ab. Hier einige Beispiele besonders laktosearmer Käsesorten:

*Je länger der Käse reift, desto weniger Milchzucker enthält er. Milchsäurebakterien bauen den Milchzucker ab.*

- Appenzeller,
- Bergkäse,
- Brie,
- Butterkäse,
- Camembert,
- Edamer,
- Edelpilzkäse,
- Emmentaler,
- Gorgonzola,
- Gouda,
- Limburger,
- Parmesan,
- Romadur,
- Roquefort,
- Sauermilchkäse (Harzer Käse, Handkäse),
- Tilsiter.

**Tipp:** Weist der Käse laut Verpackung 0,0 g Kohlenhydrate auf, enthält er keine Laktose.

Wer zum Frühstück gern Marmeladenbrötchen mit Butter isst, kann das ruhig tun, denn reine Butter ist fast laktosefrei. Bei Margarine unbedingt auf die Zutatenliste schauen, es könnte Laktose enthalten sein.

Das Frühstücksei ist in jeder Form laktosefrei, auch als Spiegelei oder Rührei. Anders kann es sein, wenn Sie auswärts frühstücken, da kann dem Rührei Milch zugesetzt sein.

Und wie bereitet man das Müsli zu? Die Getreide-, Nuss- und Obstbestandteile enthalten von Natur aus keine Laktose. Bei der Milch hat man verschiedene Möglichkeiten. Es gibt laktosefreie Kuhmilch. Hier wurde die Laktose bereits gespalten und liegt als Galaktose und Glukose vor. Sie ist in den meisten Lebensmittelgeschäften problemlos erhältlich. Daneben sind verschiedene Arten Pflanzenmilch natürlich laktosefrei. Dazu gehören Kokosmilch, Sojamilch, Reismilch, Hafermilch und Mandelmilch. Sie schmecken nicht ganz wie Kuhmilch. Das ist zum Trinken kein Problem. Wenn sie allerdings in Koch- und Backrezepten verarbeitet werden, kann es Überraschungen geben, also erst einmal ausprobieren. Beachten Sie auch den Calciumgehalt, wenn Sie die Produkte regelmäßig als Milchersatz verwenden. Er sollte dem der Milch angeglichen sein – etwa 1 g pro Liter.

## Mittagessen

Kartoffeln, Gemüse und Fleisch sind laktosefrei. Sie bilden die Grundlagen für eine Hauptmahlzeit. Alle pflanzlichen Produkte, also Gemüse, Salat, Obst, Getreide, Hülsenfrüchte, Nüsse sind laktosefrei. Neben Fleisch sind Fisch und Eier laktosefrei, so dass man eine gute Auswahl an Eiweißlieferanten hat. Bei der industriellen Verarbeitung kann allerdings Milch zugesetzt werden. Wer sichergehen möchte, kocht am besten selbst. Saucen benötigen je nach Rezept eventuell Milchersatz. Mehlspeisen und Süßspeisen kommen in vielen Fällen nicht ohne Milch aus. Hier müssen Laktose-intolerante Personen auf Ersatzprodukte ausweichen. Das gilt auch für viele Desserts, aber Obst und Käse gehen immer, vorausgesetzt es handelt sich um die richtige Käsesorte.

## Abendessen

Das Abendessen lässt sich entweder ähnlich wie das Frühstück gestalten, also kalt mit Brot Fleisch, Fisch, Ei – komplettiert durch Salat oder Gemüse. Oder es ist eine warme Mahlzeit ähnlich wie das Mittagessen. Die entsprechenden Empfehlungen finden Sie oben.

## Getränke

Mit Wasser, Kaffee und Tee kann nichts schiefgehen. Alle natur-belassenen Obst- und Gemüsesäfte sind ebenfalls laktosefrei.

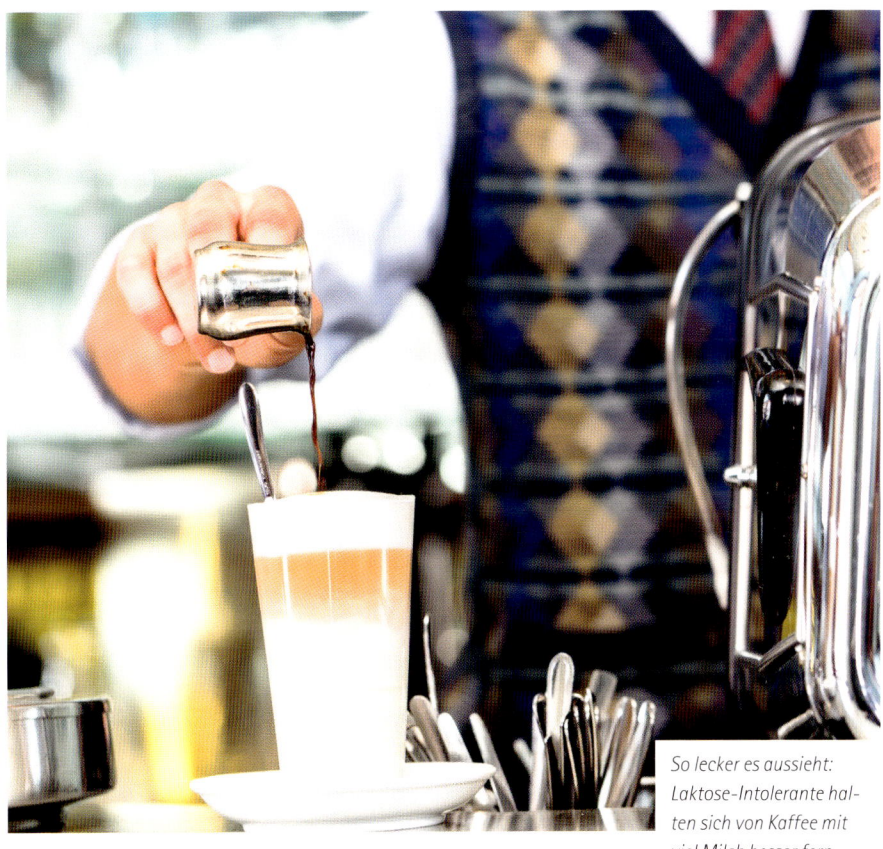

*So lecker es aussieht: Laktose-Intolerante halten sich von Kaffee mit viel Milch besser fern.*

Genaues Hinschauen lohnt sich bei Fertigprodukten. Dank der Deklarierungspflicht bereitet das keine Probleme.

In alkoholischen Getränken wie Bier oder Wein können durch verschiedene Gärprodukte sehr geringen Mengen Laktose enthalten sein. Bei Verdacht einfach beim Hersteller nachfragen.

Liköre wie Eierlikör oder andere sahnehaltige Liköre können höhere Mengen an Laktose aufweisen. Das gilt genauso für viele Cocktails, die an der Bar gemischt werden. Hier heißt es, wachsam zu sein und gegebenenfalls zu lesen oder zu fragen.

### Etwas zum Naschen?

Wer sich ein Leben ohne Schokolade nicht vorstellen kann, dem hilft, wie so oft, ein Blick auf die Zutatenliste. In der Regel ist dunkle Schokolade mit einem hohen Kakaoanteil von mindestens 60 Prozent ganz oder nahezu laktosefrei. Sie wird ohne oder mit nur sehr wenig Milch hergestellt. Viele Supermärkte bewerben sie als laktosefrei. Die verschiedenen Hersteller geben auf Anfrage Auskunft über den Laktosegehalt der einzelnen Sorten oder beschreiben ihn auf ihren Internetseiten.

*Gummibärchen bestehen überwiegend aus Glukosesirup, Haushaltszucker und Gelatine.*

Dasselbe gilt für Gebäck und Süßigkeiten, soweit es nicht offensichtlich ist wie bei Gummibärchen oder den meisten Bonbons. Auch Popkorn und gesalzene Nüsse sowie Nüsse mit süßem Überzug (gebrannte Mandeln) enthalten keine Laktose. Anders ist es bei Schokoladenüberzug.

Eis und Desserts gibt es ebenfalls in vielen laktosefreien Varianten. Die Zutatenliste gibt Auskunft bei Fertigprodukten. Der Eismann kann Angaben machen oder hängt gleich die Liste aus.

## Noch mehr Tipps

Verzichten Sie nicht auf Käse, er ist eine hervorragende Calcium-quelle. Suchen Sie laktosearme Sorten aus und testen Sie, wie viel Sie davon vertragen.

Bevorzugen Sie calciumreiche Gemüsesorten, besonders Broccoli, dessen Calcium gut verwertbar ist, und trinken Sie Mineralwasser mit hohem Calciumgehalt.

Trinken Sie genug, etwa 1,5 l pro Tag, bei Durchfall mehr. Außer Mineralwasser sind ungesüßte Früchte- und Kräutertees und verdünnte Fruchtsaftschorlen empfehlenswert.

Süßstoffe und Zuckerersatzstoffe wie Xylit, Sorbit und Mannit wirken leicht abführend. Wer wegen der Laktose-Intoleranz zu Durchfall neigt, verzichtet lieber darauf.

Auch in Arzneimitteln kann Laktose enthalten sein (siehe Seite 10). Meist sind die Mengen sehr gering, und Laktose ist auch deklariert. Sicherheitshalber fragen Sie in der Apotheke nach.

*Als calciumreich werden Mineral-wässer mit mehr als 300 mg Calcium pro Liter bezeichnet.*

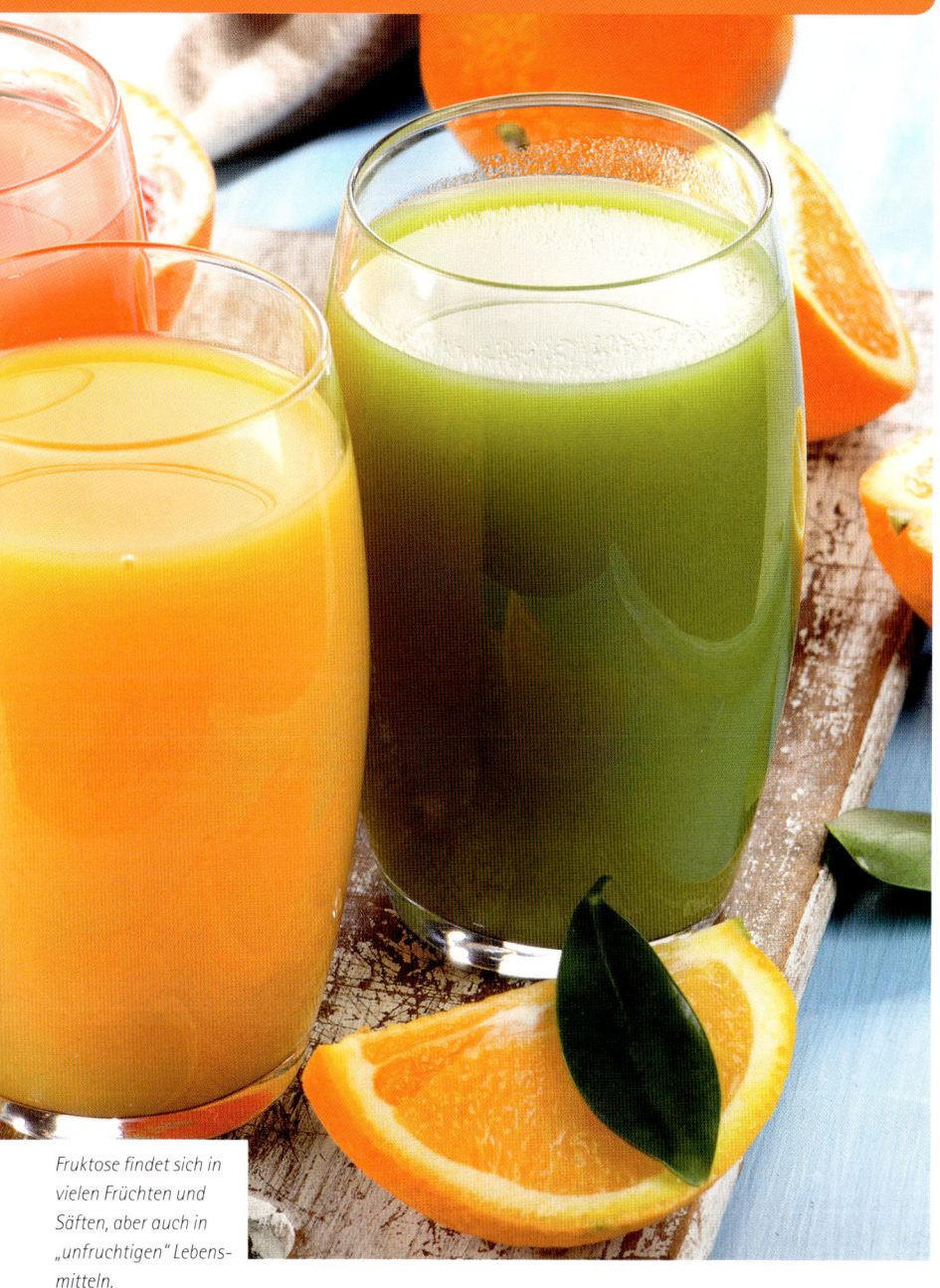

*Fruktose findet sich in vielen Früchten und Säften, aber auch in „unfruchtigen" Lebensmitteln.*

Ähnlich wie bei der Milchzucker-Unverträglichkeit gibt es bei der Fruchtzucker-Unverträglichkeit oder Fruktose-Intoleranz zwei Formen. Die eine – seltene – ist ererbt, und die Symptome treten schon im Säuglingsalter auf, wenn die Betroffenen zum ersten Mal Obst oder Obstsäfte bekommen. Sie heißt fachsprachlich Hereditäre Fruktose-Intoleranz. Experten schätzen, dass dies in Deutschland bei etwa einem von 20 000 Menschen auftritt. Bei dieser Form der Fruktose-Intoleranz wird Fruchtzucker in der Leber nicht ordnungsgemäß verstoffwechselt. Das führt zu schweren Leberschäden und Störungen im Zuckerstoffwechsel, außerdem zu Gerinnungsstörungen und Wachstumsstörungen. Die Krankheit endet tödlich, wenn sie nicht bald erkannt wird. Die Behandlung besteht darin, lebenslänglich den Fruchtzucker in der Nahrung wegzulassen. Diese Diät muss streng eingehalten werden, so dass ein kleines Kind schon lernen muss, keinesfalls von fremden Personen etwas zu Essen anzunehmen.

*Gegen die Fruktose-Intoleranz gibt es keine Medikamente.*

## Häufig: Probleme mit der Fruktose-Aufnahme

Viel häufiger kommt die sogenannte Fruktose-Malabsorption vor – in Europa geschätzt bei etwa einem von drei Erwachsenen und zwei von drei Kleinkindern, von denen jedoch nicht alle Beschwerden haben. Für diese Form spielt der Weg, wie Fruktose aus dem Dünndarm in das Blut gelangt, eine große Rolle. Das geschieht mit Hilfe sogenannter Transporter. Das sind Eiweißmoleküle, die wie Lastwagen die Fruktose auf der Ladefläche durch die Darmwand und die Blutgefäßwand transportieren und dann im Blut abladen. Die Transporter heißen Glukosetransporter, abgekürzt GLUT, weil man sie im Glukosestoffwechsel zuerst entdeckt hat. Einige transportieren aber auch Fruktose. Wissenschaftler haben nach und nach immer mehr von diesen Transportern entdeckt, nicht nur im Dünndarm, sondern auch in anderen Geweben. Sie sind in der Reihenfolge ihrer Entdeckung durchnummeriert.

Die Transporter können bei gesunden Menschen 30 bis 50 Gramm Fruktose pro Stunde bewältigen. Menschen mit Fruktose-Malabsorption bekommen jedoch bereits Probleme, wenn sie weniger als 25 Gramm Fruktose pro Stunde essen. Die Ursache dafür liegt hauptsächlich einem Defekt des GLUT-5-Transporters. Fruktose wird dann nicht komplett aus dem Dünndarm ins Blut überführt. Ein Teil davon gelangt in den Dickdarm. Hier wird die Fruktose von Bakterien verstoffwechselt. Wie beim bakteriellen Abbau von Milchzucker entstehen Kohlendioxid ($CO_2$), Wasserstoff ($H_2$) und kurzkettige Fettsäuren. Die Folgen sind jedoch dramatischer als bei der Laktose-Intoleranz.

Es kommt zu Blähungen, Bauchkrämpfen, Übelkeit und Durchfällen, aber auch zu Müdigkeit, besonders unmittelbar nach dem Essen, zu Sodbrennen, erhöhten Leberwerten, Vitamin- und Spurenelementmangel. Zudem untersuchen Forscher einen Zusammenhang mit dem Auftreten von Depressionen.

*Schmerzen im Unterbauch, Magen-Darm-Krämpfe, Blähungen und Durchfall sind die Hauptsymptome beim Reizdarm (siehe Seite 67).*

Die Symptome treten in dieser Ausprägung nicht bei jedem Menschen mit Fruktose-Malabsorption auf, das hängt vermutlich von der Ernährung und der Art und der Verteilung der Dickdarmbakterien ab. Es spielt auch eine Rolle, ob der Dünndarm bakteriell besiedelt ist. Normalerweise finden sich hier keine Bakterien, das kann sich aber krankheitsbedingt ändern. Bei Patienten mit der Diagnose Reizdarmsyndrom sollte unbedingt nach einer Fruktose-Malabsorption gesucht werden, die Symptome sind sehr ähnlich.

# Zink und Tryptophan zu niedrig

Zusammen mit Fruktose-Malabsorption tritt häufig Zinkmangel auf, und besonders bei Frauen finden sich niedrige Konzentrationen von Folsäure im Blut. Die niedrigen Folsäurewerte könnten sich mit einer veränderten Dickdarmflora infolge der Fruktose-Malabsorption erklären lassen.

Außerdem zeigen Patienten mit Fruktose-Malabsorption niedrige Spiegel des Eiweißstoffes Tryptophan im Blut. Fachleute nehmen an, dass mit der verminderten Fruktose-Aufnahme aus dem Darm auch die Aufnahme von Tryptophan vermindert ist. Tryptophan benötigt der Körper, um daraus den Botenstoff Serotonin, oft als „Glückshormon" bezeichnet, aufzubauen. Wenn der Serotoninspiegel abfällt, kommt es zu psychischen Symptomen im Sinn einer Depression. Hier liegt ein wirklich komplexes Krankheitsbild vor, das noch dadurch kompliziert werden kann, dass bei zahlreichen Patienten verschiedene Störungen der Zucker- oder Kohlenhydrataufnahme gleichzeitig vorliegen. Die Fruktose-Malabsorption gehört unbedingt in ärztliche Behandlung.

*Als Darmflora bezeichnen Mediziner die Mikroorganismen, die den menschlichen Dickdarm besiedeln. Sie hat großen Einfluss auf das Immunsystem.*

# Das passiert in der Arztpraxis

Die Diagnose stellt der Arzt am sichersten durch einen $H_2$-Atemtest. Er bestimmt einen Basiswert, solange der Patient nüchtern ist, und verabreicht ihm dann 25 Gramm Fruchtzucker. Dann misst er nach 30, 60, 90 und 120 Minuten jeweils die Wasserstoffkonzentration in der Ausatemluft. Bei einer Konzentration von mehr als 20 ppm (parts per million) gilt Fruktose-Malabsorption als bewiesen.

Bei manchen Patienten gelangt der Wasserstoff allerdings nicht vollständig in die Atemluft. Bei diesen Personen wird er im

Dickdarm schon von anderen Bakterien abgefangen, die daraus Methan bilden. Bei diesen Patienten muss dann auch noch eine Methanbestimmung in der Atemluft erfolgen, die mit der Wasserstoffkonzentration der Atemluft abgeglichen wird. Der Atemtest zur Bestimmung der Fruktose-Unverträglichkeit ist aufwendig und teuer. Deshalb wird der Arzt oft erst andere Möglichkeiten zur Diagnose in Betracht ziehen. So kann eine fruktosefreie Diät über mehrere Tage schon wertvolle Hinweise geben.

## Fruktose nur in Maßen essen

*Beim Verzicht auf Obst fehlen viele Vitamine und andere wertvolle Pflanzenstoffe in der Ernährung.*

Steht die Diagnose fest, gilt es, ein Zuviel an Fruktose zu vermeiden. Das bedeutet jedoch nicht, komplett auf Fruchtzucker zu verzichten, denn das könnte die Unverträglichkeit verschlimmern: Der Körper bildet die Fruktose-Transporter „nach Bedarf". Wenn er feststellt, dass kaum noch Fruktose aus der Nahrung verwertet werden muss, stellt er sich darauf ein. Er drosselt die Produktion und erschwert damit die Fruktose-Aufnahme immer mehr. Zudem würde ein weitgehender Verzicht auf Obst den Grundsätzen einer gesunden Ernährung widersprechen.

Am besten nimmt man Fruktose nicht isoliert, schnell und in größeren Mengen zu sich. Das geschieht leicht durch Getränke, die mit Fruktose gesüßt sind oder durch die beliebten Smoothies. Fruktose aus Obst und Gemüse ist verträglicher. Sie gelangt langsamer in den Dünndarm und überfordert die Transporter nicht so schnell. Im Übrigen muss jeder Betroffene für sich austesten, wie viel Fruktose er verträgt.

Ein Problem für alle Betroffenen: Der Fruktosegehalt unserer Lebensmittel hat in den letzten Jahren dramatisch zugenommen. Fruktose ist süßer als Zucker und viel billiger. So finden wir sie als Zuckeraustauschstoff in Backwaren, Marmeladen, Süßigkeiten,

Milchprodukten wie Fruchtjoghurts und Quarkzubereitungen und vor allem Getränken. In großem Maßstab verarbeitet wird Maissirup mit einem Fruktosegehalt von 55 Prozent. Bis vor ein paar Jahren galt Fruktose auch noch als Diabetikerzucker. In Produkten speziell für Diabetiker ersetzte sie vielfach die Glukose.

Zahlen aus den USA belegen, dass der Verzehr von Fruktose, die den Lebensmitteln zugesetzt wurde, in den letzten dreißig Jahren von 0,5 auf 40 Gramm pro Tag angestiegen ist. Dazu kommt noch der Verzehr von Fruktose, die natürlich in Nahrungsmitteln vorkommt. Er wird mit 15 Gramm pro Tag angegeben. Fruktose findet sich, wie der Name Fruchtzucker schon sagt, vor allem im Obst, sehr viel in Trockenobst, etwas weniger in Gemüse.

*Spezielle Lebensmittel für Diabetiker gibt es nicht mehr. Für sie gelten heute die gleichen Empfehlungen für eine gesunde Ernährung wie für die Allgemeinbevölkerung.*

### Lebensmittel, die bei Fruktose-Malabsorption meist schlecht vertragen werden:

- Dörrobst wie Rosinen, getrocknete Aprikosen oder Dörrpflaumen, Feigen, Datteln usw.,
- Fruchtsäfte, besonders Apfel, Birne, Traube, Kirsche,
- Erfrischungsgetränke, Smoothies und Wellnessgetränke,
- Fruchtjoghurts, Obstquark,
- Speiseeis, viele Back- und Süßwaren,
- Obst und Zubereitungen daraus wie Kompott, Marmelade, Gelee,
- Zwiebeln, Sauerkraut, Bohnen, Lauch und alle Kohlarten,
- Honig,
- Bier.

Vorsicht ist geboten bei Rohkost und ballaststoffreicher Kost. Selbst wenn diese Nahrungsmittel keine Fruktose enthalten, werden sie oft schlecht vertragen. In der Zutatenliste von Lebensmitteln können folgende Bezeichnungen Hinweise auf Fruktose geben: Fruktose, Zuckeraustauschstoff, Fruktosesirup, Stärkesirup, Apfel-/Birnenkraut, Kunsthonig, Invertzucker.

# Vorsicht Sorbit!

Neben Fruktose spielt Sorbit eine große Rolle als Süßungsmittel in Lebensmitteln, vor allen Dingen in Getränken. Ebenso wie Fruktose muss Sorbit in der Zutatenliste von Fertigprodukten angegeben sein. Es erscheint dort auch unter dem Kürzel E420.

Chemisch betrachtet ist Sorbit kein Zucker, sondern ein Zuckeralkohol. Das Molekül ist geringfügig verändert. Sorbit hat eine hohe Süßkraft und eine beeindruckende Vergangenheit als Diabetikerzucker. Werden Lebensmittel mit Sorbit gesüßt, dürfen sie als „zuckerfrei" deklariert werden. Das klingt natürlich verlockend. Leider ist es so, dass erstens Sorbit die Aufnahme von Fruktose aus dem Dünndarm ins Blut behindert. Es gelangt dann mehr Fruktose in den Dickdarm als ohne Anwesenheit von Sorbit. Zweitens haben fast alle Personen mit Fruktose-Malabsorption auch eine Sorbit-Malabsorption. Kommt also Sorbit in den Dickdarm, wird es von Bakterien ebenfalls abgebaut. Dadurch nehmen die Beschwerden noch zu.

*Neben Sorbit führen auch andere Zuckeralkohole wie Mannit, Maltit, Lactit oder Xylit zu Problemen.*

Ist jedoch gleichzeitig mit der Fruktose auch Glukose, also Traubenzucker, anwesend, fördert das den Übertritt von Fruktose aus dem Dünndarm ins Blut. Das bedeutet, dass der Darm fruktosereiches Obst besser verträgt, wenn man Traubenzucker zugibt. Normaler Haushaltszucker, die Saccharose, enthält Fruktose und Glukose zu gleichen Teilen und wird daher meist gut vertragen.

Daraus ergeben sich dann folgende Diätregeln für Patienten mit Fruktose-Malabsorption:

- Sorbit ganz vermeiden,
- wenig Fruktose essen (10 Gramm pro Mahlzeit),
- Lebensmittel mit ausgewogenem Fruktose-Glukose Verhältnis auswählen, bei Fruktoseüberschuss mit Glukose nachsüßen,

■ Fruktose nur in kleinen Portionen über den Tag verteilt essen,

■ bei Fruchtsäften, Limonaden und Süßigkeiten den Fruktosegehalt feststellen und sie gegebenenfalls weglassen.

## Fruktose, Sorbit und Glukose in Nahrungsmitteln

| Lebensmittel (Gehalt in Gramm pro 100 g essbarem Anteil) | Fruktose | Sorbit | Glukose |
|---|---|---|---|
| Apfel | 5,3 bis 5,7 | 0,47 bis 0,5 | 1,2 bis 2,3 |
| Banane | 2,3 bis 3,6 | --- | 2,4 bis 3,8 |
| Erdbeere, Himbeere, Brombeere | 2,2 bis 4,1 | --- | 2,0 bis 3,6 |
| Kirsche | 5,6 | --- | 6,3 |
| Kiwi | 4,3 | --- | 4,4 |
| Mango | 1,8 bis 2,7 | --- | 0,6 |
| Pflaume | 1,9 bis 2,0 | 1,3 bis 1,4 | 3,2 bis 3,4 |
| Trockenfrüchte | 4,9 bis 32,8 | 0 bis 7,8 | 6,2 bis 34,2 |
| Gemüse allgemein | 0,1 bis 2,0 | --- | 0 bis 3,0 |
| Apfelsaft | 5,3 | 0,5 | 1,9 |

## Enzym entschärft Fruktose

Seit 2015 gibt es Kapseln die man zu einer fruktosehaltigen Mahlzeit einnehmen kann. Sie enthalten das Enzym Xylose-Isomerase. Es sorgt dafür, dass Fruktose in Glucose umgewandelt wird, also Fruchtzucker in Traubenzucker. Das ist möglich, weil beide Zucker aus exakt der gleichen Anzahl von Atomen des Kohlenstoffs, Wasserstoffs und Sauerstoffs bestehen. Sie sind lediglich innerhalb des Moleküls etwas anders angeordnet. Das Enzym arbeitet sehr zielgerichtet: Es löst einzelne Atome heraus und bindet sie an anderer Stelle wieder an. Da die Xylo-Isomerase-Präparate keine Arzneimittel sind, wurden sie bisher nicht umfangreich getestet. Ihr Nutzen bei Fruktose-Malabsorption muss sich in der Praxis erst noch erweisen.

# Praktische Ernährungstipps

## Tagesbeispiel für eine streng fruktosearme Ernährung

### Frühstück:
Brot, Brötchen oder Müsli aus Getreideflocken, Butter oder Margarine, Quark, Käse, Ei, Schinken oder Wurst.

### Zwischenmahlzeit:
Naturjoghurt, belegtes Brot, Zutaten wie beim Frühstück.

### Mittagessen:
Klare Suppe mit Nudeln, Fleisch-, Fisch- oder Eierspeisen, als Beilagen Kartoffeln, Nudeln, Knödel, Reis oder anderes Getreide, als Dessert Pudding oder Quarkspeise mit Süßstoff gesüßt.

### Zwischenmahlzeit:
Naturjoghurt, belegtes Brot, Zutaten wie beim Frühstück.

### Abendessen:
Brot, Belag wie Frühstück, oder warmes Essen wie Mittagessen.

### Süßen ohne Fruktose:
Alle handelsüblichen Süßstoffe sind fruktosefrei und können zum Süßen verwendet werden.

Ein natürlicher Süßstoff ist Reissirup, der aus Reismehl gewonnen wird. Dabei wird die im Reis enthaltene Stärke in Traubenzucker und süß schmeckende Stärkebruchstücke gespalten.

### Selbst backen mit Glukose statt Haushaltszucker
In Rezepten steht oft, Saccharose (Haushaltszucker) solle durch Glukose (Traubenzucker) ersetzt werden. Vielfach klappt das gut, aber nicht immer. Glukose schmeckt weniger süß, so dass es sich

manchmal lohnen kann, ein wenig Süßstoff zuzugeben. Süßstoffe sind aber nicht alle backfest.

Backen kann man mit Cyclamat, Saccharin und Acesulfam.
Aspartam und Stevia sind nicht sehr hitzestabil.

*Stevia wird aus
den Blättern des
südamerikanischen
„Süßkrauts" gewon-
nen.*

Wird Glukose statt Saccharose für den Teig verwendet, bekommt
er eine zähere Konsistenz. Es empfiehlt sich dann, eine etwas
niedrigere Backtemperatur zu wählen und dafür die Backzeit
etwas zu verlängern, sonst wird das Produkt schnell zu braun.

## Zusätzliche Empfehlungen

- Essen Sie möglichst immer mehr Gemüse als Obst, einen Teil
  davon roh, wenn Sie es vertragen, sonst kurz und in wenig
  Wasser gegart.
- Verzichten Sie nicht ganz auf Obst, aber wählen Sie frukto-
  searme Sorten aus.
- Essen Sie das Obst oder den Kompott besser als Nachtisch
  einer Hauptmahlzeit anstatt zwischendurch auf leeren Magen.
- Trinken Sie ausreichend, etwa 1,5 l pro Tag, bei Durchfall
  mehr. Zur Auswahl stehen Wasser, ungesüßter Früchte- oder
  Kräutertee und, wenn verträglich, verdünnte Fruchtsäfte aus
  fruktosearmen Früchten. Das muss jeder für sich ausprobieren.
- Lesen sie die Zutatenliste genau, nicht nur bei Fertiglebens-
  mitteln, sondern auch bei Arzneimitteln (Säften). Im Zweifel
  fragen Sie in der Apotheke nach.

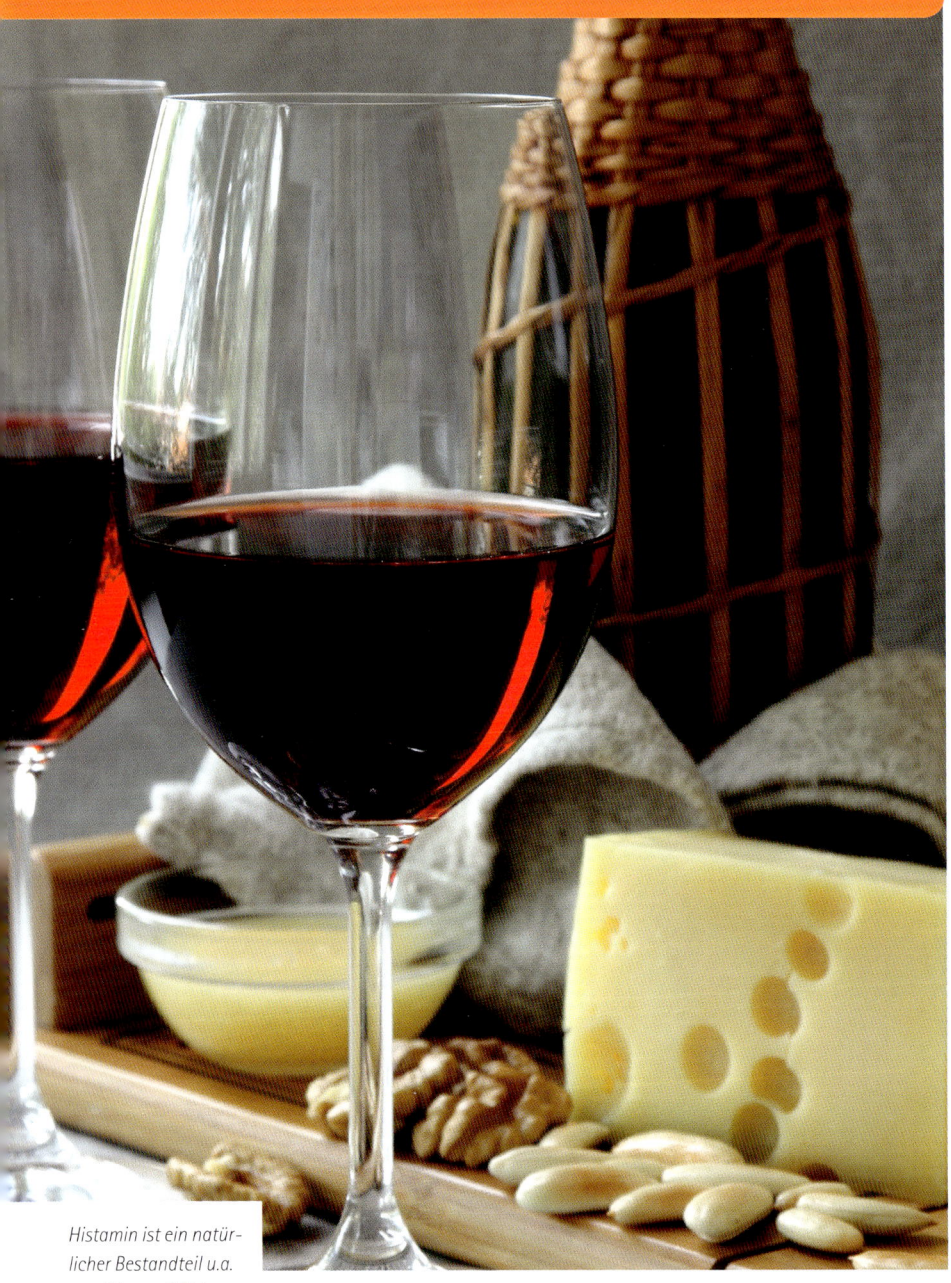

*Histamin ist ein natürlicher Bestandteil u.a. von Käse und Wein.*

Von einer Histamin-Intoleranz oder Histamin-Unverträglichkeit (früher Histaminose) spricht man, wenn über die Nahrung aufgenommenes oder im Körper gebildetes Histamin Unverträglichkeits-Reaktionen auslöst. Wie oft eine Histamin-Unverträglichkeit in der Bevölkerung vorkommt, können Fachleute nur schätzen. Das ist naturgemäß ungenau, auch weil Histamin-Unverträglichkeit in vielen Fällen nur vorübergehend auftritt, zum Beispiel im Zusammenhang mit Arzneimitteln oder Krankheiten. Daher schwankt die Zahl je nach Autor und Veröffentlichung zwischen 1 und 6 Prozent. Folgende Symptome zeigen sich häufiger:

- zugeschwollene Nase,
- laufende Nase,
- Hautrötung, besonders im Gesicht,
- Nesselausschlag,
- Übelkeit,
- Durchfall,
- Blähungen,
- Bauchschmerzen,
- Kopfschmerzen,
- Atemnot.

Eher selten kommt es bei Betroffenen zu Beschwerden wie:

- Blutdruckabfall,
- Schwindel,
- erhöhter Puls,
- Herzjagen.

Die Symptome gleichen denen einer Allergie, denn Histamin ist der Stoff, der allergische Reaktionen im Körper vermittelt. Trotzdem sprechen Mediziner hier nicht von einer Allergie. Eine „echte" Allergie liegt vor, wenn Histamin aus Körperzellen, sogenannten Mastzellen, durch Botenstoffe des Immunsystems freigesetzt wird (siehe Kapitel „Nahrungsmittel-Allergien" ab Seite 80). Das ist bei einer Histamin-Intoleranz nicht der Fall. Hier kann der Körper das über die Nahrung aufgenommene Histamin nicht vollständig abbauen, oder der Kontakt mit einem Nahrungsmittel bewirkt eine direkte Histamin-Ausschüttung aus den Zellen ohne Beteiligung des Immunsystems. Deshalb wird die Reaktion Pseudoallergie genannt.

## Histamin als Segen und Fluch

Histamin ist für unseren Organismus ein wichtiger Botenstoff, also ein Stoff, der Signale zwischen Zellen und Strukturen des Körpers überträgt.

Einige Funktionen:

- Es ist maßgeblich beteiligt an entzündlichen und allergischen Reaktionen,
- erweitert die oberflächlichen Blutgefäße (Gesicht, Haut),
- verengt die tiefer gelegenen Blutgefäße, die zum Herzen und Gehirn führen,
- verstärkt die Aktivität der Darmmuskulatur und
- ist an der Regulation der Körpertemperatur beteiligt.

*Je nach Tageszeit und Aktivität kann die normale Körpertemperatur des Menschen etwa zwischen 36,5 und 37,8 °C schwanken.*

Das benötigte Histamin wird im Körper aus Eiweißbausteinen gebildet. Überschüssiges Histamin – auch aus der Nahrung – wird abgebaut und ausgeschieden. Um den Abbau kümmern sich zwei Enzyme: N-Methyltransferase, die innerhalb der Zellen wirkt, und Diaminoxidase (abgekürzt DAO), die im Magen-Darm-Trakt für den Abbau des Nahrungshistamins verantwortlich ist. Wenn wenig DAO zur Verfügung steht, aber gleichzeitig die Nahrung viel Histamin enthält, kommt es zu pseudoallergischen Reaktionen.

# Schlüsselenzym Diaminoxidase (DAO)

Es wird angenommen, dass Histamin-Intoleranz in den meisten Fällen darauf zurückzuführen ist,

- dass die betroffenen Personen zu wenig DAO bilden, um größere Histaminmengen abzubauen oder
- dass die Aktivität der DAO bei ihnen vermindert ist oder
- dass DAO zum Abbau anderer Stoffe gebraucht wird, dazu zählen auch manche Arzneimittel.

Eine histaminarme Ernährung löst das Problem nur zum Teil, denn es gibt Lebensmittel – auch pflanzliche –, die bei empfindlichen Personen Reaktionen auslösen, die bei ihnen sonst von Histamin hervorgerufen werden. Diese Lebensmittel enthalten zum Teil Eiweißbausteine, sogenannte Aminosäuren, die dem Histamin sehr ähnlich sind, zum Beispiel Tyramin oder Serotonin. Fachsprachlich heißen sie biogene Amine. Diese können die gleichen Symptome wie Histamin auslösen und werden ebenfalls durch die DAO abgebaut. Enthält die Nahrung viel davon, beschäftigen sie die DAO so stark, dass das Enzym nur wenig Histamin unschädlich machen kann. Zu diesen Nahrungsmitteln zählen

*Beim Aufbau von Eiweißen, sogenannten Proteinen, werden einzelne Aminosäuren miteinander zu langen Ketten verbunden.*

- Ananas,
- Avocado,
- Bananen,
- Bohnen,
- Käse,
- Rotwein,
- Walnüsse,
- Wurst.

Zudem setzen manche Lebensmittel, die selbst wenig oder kein Histamin enthalten, Histamin aus körpereigenen Speichern frei. Fachsprachlich heißen sie Histamin-Liberatoren oder Histamin-Freisetzer. Die Mechanismen sind für den Menschen allerdings noch nicht ganz aufgeklärt. Dazu gehören zum Beispiel:

- Erdbeeren,
- Meeresfrüchte,
- Tomaten,
- Schokolade,
- Zitrusfrüchte.

Und schließlich hemmen manche Lebensmittel das Enzym DAO und damit den Abbau von Histamin im Körper. Dasselbe gilt für einige Arzneimittel. Die Auswirkungen sind identisch: Die Histamin-Konzentration steigt so hoch, dass eine pseudoallergische Reaktion auftreten kann.

Hohe Histaminwerte treten auch auf, wenn das Histamin aus dem Essen nicht schnell genug abgebaut werden kann. Auch hier liegt es an der DAO. Viele Histamin-Intoleranten haben nicht genug von diesem Enzym. Schon wenig Histamin in der Nahrung reicht dann aus, dass sie Unverträglichkeitsreaktionen zeigen.

Besonders schwer wiegt die Kombination histaminreicher Nahrungsmittel wie Käse oder Fisch mit DAO-Blockern. In Wein und Schaumwein findet sich die fatale Mischung in einem Produkt: Das Getränk enthält viel Histamin, zusätzlich blockiert Alkohol die DAO und verzögert den Histaminabbau.

## Diaminoxidase–Hemmer

- Alkohol,
- Kakao,
- schwarzer Tee,
- grüner Tee,
- Mate Tee,
- Energy Drinks.

## Medikamente, die DAO blockieren

Arzneistoffe können als DAO-Blocker wirken, zum Teil auch als Histamin-Liberatoren. Die folgende Tabelle zeigt Beispiele. Die Liste ist jedoch nicht vollständig. Patienten mit Histamin-Intoleranz fragen deshalb am besten beim Arzt oder in der Apotheke nach, ob ein Arzneimittel für sie geeignet ist. Zusätzlich steht es in der Packungsbeilage.

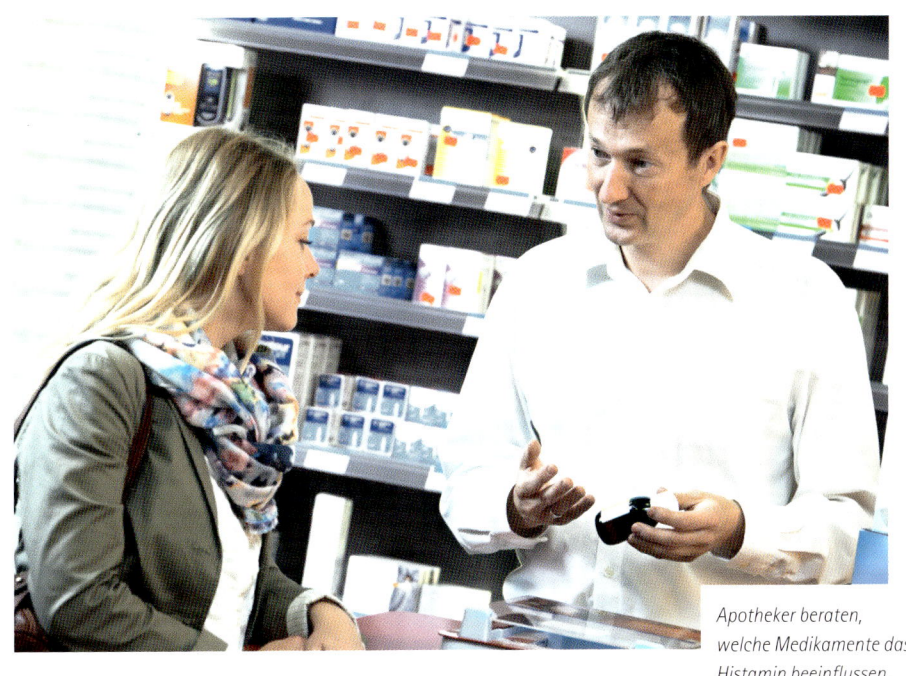

*Apotheker beraten, welche Medikamente das Histamin beeinflussen.*

## Diaminoxidase blockierende Arzneimittel

| Wirkstoff | Anwendungsgebiet | Histamin-Wirkungen |
|---|---|---|
| Acetylcystein | Schleimlöser | DAO-Blocker |
| Acetylsalicylsäure | Schmerzmittel | Histaminliberator |
| Ambroxol | Schleimlöser | DAO-Blocker |
| Amitriptylin | Antidepressivum | DAO-Blocker |
| Codein | Hustenblocker | Histaminliberator |
| Diazepam | Beruhigungsmittel | DAO-Blocker |
| Diclofenac | Schmerz- und Rheumamittel | Histaminliberator |
| Furosemid | Entwässerungsmittel | DAO-Blocker |
| Indometacin | Rheumamittel | Histaminliberator |
| Metamizol | Mittel gegen Schmerzen und Fieber | DAO-Blocker |
| Metoclopramid | Mittel gegen Übelkeit | DAO-Blocker |
| Morphin | Starkes Schmerzmittel | Histaminliberator |
| Naproxen | Schmerz- und Rheumamittel | Histaminliberator |
| Röntgen-Kontrastmittel | Röntgen | Histaminliberator |
| Theophyllin | Asthmamittel | DAO-Blocker |
| Verapamil | Herz- und Blutdruckmittel | DAO-Blocker |

Quelle: Schweizerische Interessengemeinschaft Histamin-Intoleranz (Jarisch 2005)

# Käse, Fisch, Fleisch: Histamin vom Teller verbannen

*Der Histamingehalt von Nahrungsmitteln steigt, wenn Bakterien das Eiweiß abbauen, zum Beispiel beim Auftauen von Fisch oder Fleisch.*

Die Diagnose einer Histamin-Intoleranz gestaltet sich oft schwierig. Die Betroffenen berichten, dass die oben erwähnten Symptome nach dem Essen bestimmter Nahrungsmittel bei ihnen auftreten. Doch der Histamingehalt der einzelnen Lebensmittel kann stark schwanken, je nachdem wie sie gelagert und zubereitet wurden. Die Unverträglichkeits-Reaktionen zeigen sich daher nicht in jedem Fall.

Die sicherste, aber auch aufwändigste Diagnosemethode ist eine Auslassdiät, bei der vorher und nachher die Blutspiegel an Histamin und DAO gemessen werden. Während der vierzehntägigen

Diät dürfen keine histaminhaltigen Nahrungsmittel gegessen werden. Im strengsten Fall besteht das Essen nur aus Kartoffeln und Reis, Wasser, Zucker und Salz. Wenn dann die Beschwerden verschwinden, gleichzeitig die Histaminwerte absinken und sich die DAO-Werte verbessern, heißt die Diagnose Histamin-Intoleranz. Die Histamin- und DAO-Werte muss der Arzt auf jeden Fall bestimmen, denn selbstverständlich bessern sich auch andere Nahrungsmittel-Intoleranzen bei der Kartoffel-Reis-Diät.

In vielen Fällen reicht aber bereits eine histaminarme Diät, um die Symptome zu reduzieren. Viele Betroffene wissen auch aus eigener Erfahrung, dass es ihnen besser geht, wenn sie bestimmte Nahrungsmittel nicht essen. Auf diese verzichten sie dann.

In erster Linie besteht die Behandlung darin, diejenigen Lebensmittel zu vermeiden, die erfahrungsgemäß die unangenehmen Reaktionen auslösen. Das erfordert Disziplin beim Essen und Trinken, aber auch gute Kenntnisse der Lebensmittel, die Histamin enthalten können.

Lebensmittel mit hohem Histamingehalt verschwinden am besten komplett vom persönlichen Speiseplan. Ganz besonders gilt das für eiweißreiche Nahrungsmittel wie Käse, Fisch und Fleisch. Es können allerdings keine Werte angegeben werden, oberhalb derer bei jedem Menschen mit Histamin-Intoleranz unangenehme Reaktionen ausgelöst werden. Die Empfindlichkeit ist individuell zu verschieden und manchmal auch von äußeren Umständen abhängig. Zum Beispiel können hohe Temperaturen, Entzündungen im Körper, Zyklusschwankungen, Aufregung und Verstopfung die Histaminempfindlichkeit verstärken.

## Histamingehalt Käse

| Käsesorte | Histamingehalt mg/kg |
|---|---|
| Butterkäse | <10 |
| Tilsiter | <10 bis 60 |
| Limburger | <10 bis 70 |
| Edamer | <10 bis 150 |
| Raclette | <10 bis 150 |
| Parmesan | <10 bis 580 |
| Gouda | <10 bis 200 (teilweise bis 900) |
| Camembert, Brie | <10 bis 300 (teilweise bis 600) |
| Emmentaler | <10 bis 500 (teilweise bis 2.500) |
| Bergkäse | <10 bis 1.200 |
| Cheddar | <10 bis 60 (teilweise bis 1.300) |

## Histamingehalt Fleisch

| Fleischsorte | Histamin mg/kg |
|---|---|
| Frisches Hühnerfleisch | <1 |
| Frisches Hackfleisch | <1 |
| Rohe Bratwurst frisch | <1 |
| Rohe Bratwurst 5 Tage alt | < 6 |
| Frisches Hackfleisch | <1 |
| Hackfleisch 1-4 Tage alt | < 8 |
| Frisches Rindfleisch | < 2,5 |
| Bündner Fleisch | 6,6 |
| Mettwurst 1. Woche | <1 |
| Mettwurst 2. Woche | <1 bis 10 |
| Mettwurst 3. Bis 4. Woche | <1 bis 80 |
| Cervelatwurst | 10 bis 100 |
| Hartwurst (Salami) | 10 bis 280 |

## Histamingehalt Fisch

| Fischsorte | Histamin mg/kg |
|---|---|
| Fangfrischer Fisch | 0 |
| Tiefkühlfisch | < 5 |
| Matjes, Bismarckhering | < 10 |
| Vollkonserven | < 15 |
| Dosenfisch (Thunfisch, Sardellen, Sardinen, Krabben) | < 35 |
| Verdorbener Fisch | < 13.000 |

Pflanzliche Lebensmittel enthalten weniger Histamin als tierische, es gibt aber Ausnahmen. Teilweise bildet sich Histamin erst bei der Herstellung oder Verarbeitung der Lebensmittel wie bei Sauerkraut oder Ketchup.

## Histamingehalt pflanzlicher Lebensmittel

| Lebensmittel | Histamin mg/kg |
|---|---|
| Tomatenketchup | 22 |
| Auberginen | 26 |
| Spinat | 30 bis 60 |
| Sauerkraut | 10 bis 200 |

Quelle für die Tabellen auf Seite 48/49: Deutsche Gesellschaft für Ernährung

Solche Tabellen geben Anhaltspunkte für die Lebensmittelauswahl bei Histamin-Intoleranz. Probleme können trotzdem auftreten, denn der Histamingehalt der Lebensmittel schwankt sehr stark. Junge Käse enthalten zum Beispiel sehr viel weniger Histamin als reife Käse, deutlich zu sehen bei Emmentaler. Bei Salami kann der Unterschied auch sehr groß sein. Bei fangfrischem Fisch ist der Histamingehalt null, er steigt aber bei der ungekühlten Lagerung schnell auf sehr hohe Werte. Selbst wenn der Fisch noch gut riecht, kann er schon hohe Histaminwerte aufweisen. Bei Tiefkühlfisch steigen die Werte rasch an, wenn er nach der Entnahme aus der Tiefkühltruhe nicht sofort verarbeitet wird. Bei Fleisch sind die Verhältnisse ähnlich. In frischem Fleisch finden wir sehr niedrige Histaminwerte. Sie erhöhen sich kontinuierlich mit der Lagerzeit.

In alkoholischen Getränken kann viel Histamin enthalten sein. Bekannt ist, dass Rotwein stärkere Histaminreaktionen hervorruft als Weißwein. Das hängt aber von vielen Faktoren ab, zum Beispiel von der Sorte und vom Jahrgang. Bei Sekt gibt es auch starke Schwankungen, und bei Bier sieht es nicht anders aus. Bei Sekt und Schaumweinen kann der Histamingehalt um das Tausendfache variieren. Zu berücksichtigen ist, dass selbst bei sehr geringem Histamingehalt Reaktionen ausgelöst werden können, weil andere biogene Amine enthalten sein können. Außerdem ist Alkohol an sich ein starker Histaminliberator.

## Histamingehalt alkoholischer Getränke

| Getränk | Histamingehalt in µg/100g | Biogene Amine |
|---|---|---|
| Alkoholfreies Bier | 10 | Tyramin < 120 |
| Weizenbier | 120 bis 300 | unbekannt |
| Bier hell | 290 bis 500 | Tyramin < 1.200 |
| Bier dunkel | 180 bis 1.200 | Tyramin < 1.200 |
| Rotwein leicht | < 1.500 | Tyramin < 2.000, Putrescine 70 bis 2.400 |
| Rotwein schwer | < 3.800 | Tyramin < 2.000 ß-Phenylethylamin < 300 |
| Weißwein | 30 bis 500 | Tyramin < 300 ß-Phenylethylamin < 380 Cadaverin < 280 |
| Champagner/Sekt | 570 bis 800 (einige Sorten viel mehr) | unbekannt |

Quelle: Souci, Fachmann, Kraut, Nutrition Tables und M.Ledochowski, Klinische Ernährungsmedizin

## Histamingehalt von Süßigkeiten

Die Unverträglichkeit vieler Süßigkeiten ergibt sich weniger aus dem Histamingehalt, sondern aus ihrer Eigenschaft als Histaminliberatoren.

- So ist Kakao ein Histaminliberator, und damit sind alle Schokoladenprodukte schon als Auslöser von Unverträglichkeitsreaktionen verdächtig.
- Dasselbe gilt für Gelatine, die zum Beispiel in Gummibärchen und ähnlichen Produkten verarbeitet ist.
- Alle Nüsse sind in unterschiedlicher Stärke Histaminliberatoren, damit auch zum Beispiel Marzipan.
- Viele Lebensmittelfarbstoffe sind Histaminliberatoren, so dass gefärbte oder mit gefärbten Überzügen versehene Süßigkeiten Unverträglichkeitsreaktionen auslösen können.
- Da auch viele Früchte entweder Histamin enthalten oder als Histaminliberatoren wirken, sind auch Süßigkeiten auf dieser Grundlage eher unverträglich.

Genaue Angaben bezüglich der Histamingehaltes können auch deshalb nicht gemacht werden, weil dieser sich bei der Zubereitung und Lagerung sehr schnell ändert.

Tipp: ausprobieren und bei der Sorte beziehungsweise Menge bleiben, die man verträgt. Das gilt in ganz ähnlicher Weise auch für alkoholische Getränke.

# Tipps für die Auswahl von Lebensmitteln

Lebensmittel, die man erfahrungsgemäß nicht verträgt, meidet man lieber. Dabei aber darauf achten, dass der Speiseplan nicht irgendwann zu einseitig ausfällt. Die Gefahr besteht auf jeden Fall.

*Weizen lässt sich ersetzen, z. B. durch Roggen, Gerste, Hafer, Hirse, Reis und Mais, allerdings nicht zum Brot- und Kuchenbacken.*

Eine besondere Rolle kommt den verschiedenen Getreiden zu. Menschen mit Histamin-Intoleranz vertragen Weizen oft nur schlecht, deshalb ersetzen ihn die meisten durch andere Getreidearten. Aber jeder Mensch mit Histamin-Intoleranz braucht seinen individuellen Plan. Vorgefertigte Diätpläne können nur Anregungen liefern.

## Achtung: hoher Histamingehalt!

**Fleisch:** Wurstwaren (besonders Salami, Gepökeltes, Geräuchertes), Innereien, mariniertes Fleisch, mit Weizen paniertes Schnitzel.

**Fisch:** Thunfisch, Makrele, Hering, Sardinen, Schalen- und Krustentiere wie Muscheln und Shrimps. Sardellen, Pangasius, Mahi Mahi, Fischstäbchen (mit Weizenmehl paniert).

**Milchprodukte und Käse:** Hartkäse wie Parmesan, lang gereifter Käse (zum Beispiel Harzer, Camembert, Cheddar, Emmentaler) bakteriell modifizierte Milchprodukte wie Sauerrahm, Buttermilch und viele Joghurts.

**Obst:** Himbeeren, Mango, Pflaume, Wassermelone, Bananen, besonders wenn sie sehr reif sind, Ananas, Kiwi, Guave, Papaya, Maracuja, auch Multivitaminsaft oder andere Säfte, die diese Früchte enthalten. Achtung bei Smoothies, Trockenfrüchten wie Rosinen, Datteln und Feigen. Erdbeeren und Zitrusfrüchte sind Histamin-Liberatoren.

**Getreide und Backwaren:** weizenhaltige Produkte (auch Cous-cous, Ebly und Bulgur), alle hefehaltigen Backwaren. Roggen und Getreideersatz wie Amaranth und Buchweizen werden oft schlecht vertragen.

**Sojaprodukte:** Tofu, Sojamilch, Teriyaki-Sauce, Soja-Sauce. Soja ist in sehr vielen Lebensmitteln enthalten, deshalb immer die Deklaration der Inhaltsstoffe lesen.

**Gemüse:** Sauerkraut, Hülsenfrüchte (Linsen, Bohnen, Erbsen, Kichererbsen auch Hummus), Soja, Kidneybohnen, Oliven, Kapern, Spinat, Tomaten, Ketchup, Tomatenmark, Aubergine, Avocado, Pilze, v. a. Champignons. Rosenkohl, Zwiebeln, Rettich und Meerrettich gelten als Histamin-Liberatoren, Zwiebeln ebenfalls.

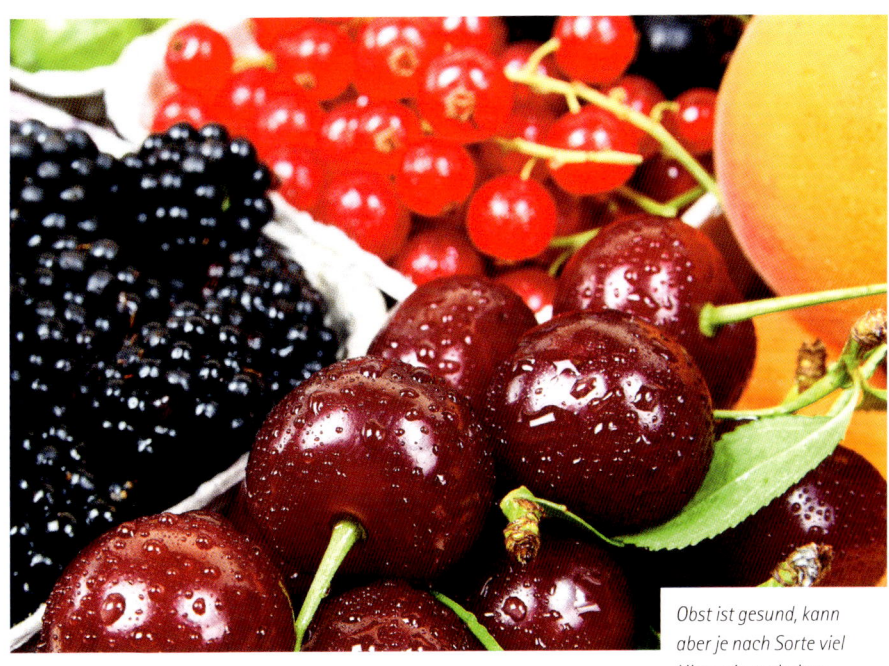

*Obst ist gesund, kann aber je nach Sorte viel Histamin enthalten.*

**Nüsse und Kerne:** Erdnüsse, Cashewkerne, Walnüsse, Pinien-kerne, Pekannuss.

**Gewürze/Kräuter:** Geschmacksverstärker wie Glutamat, Soja-sauce/Teriyakisauce, Senf, Curcuma, Curry, Muskatnuss, Ingwer.

**Süßigkeiten:** Die Unverträglichkeit steigt mit dem Kakaoge-halt. Vollmichschokolade und weiße Schokolade werden besser vertragen als Bitter-, Zartbitter- und sehr dunkle Schokolade. Sojalecithin als Inhaltsstoff ist zusätzlich histaminhaltig.

**Alkohol:** Rotwein, Whisky, Schaumweine, Sekt, Champagner, Hefeweizen.

*Beim langsamen Auftauen haben Bakterien mehr Zeit, Eiweiß abzubauen: Der Histamingehalt steigt.*

## Nahrungsmittel mit niedrigem Histamingehalt

**Fleisch:** (frisch oder tiefgekühlt) Rindfleisch, Geflügel, Lamm, teilweise Wild. Tiefkühlware gleich verarbeiten und nicht lang-sam im Kühlschrank auftauen lassen.

**Fisch:** (frisch oder tiefgekühlt) Dorsch, Kabeljau, Forelle, See-lachs, Lachs, Scholle, Tiefkühlware gleich verarbeiten, einige Sorten Sushi und Maki, wenn sie wirklich frisch sind.

**Milchprodukte und Käse:** Vollmilch, Naturjoghurt, Hüttenkäse, Quark (Topfen), Sahne, Butterkäse, junger Gouda.

**Getreide:** Dinkel, Hirse, Zwerghirse (Teff), Reis, Mais und als Getreideersatz Quinoa.

**Gemüse:** frisches Gemüse wie grüner Salat, Feldsalat, Kohlsor-ten (außer Rosenkohl, Sauerkraut und Rotkraut), Blumenkohl, Brokkoli, Kürbis, Feldsalat, Paprika, Karotten, Kartoffeln, Zucchini, Mais, Spargel, Artischocken, Gurke, Fenchel, Chicorée, Pastinaken.

Es sind immer die frischen Gemüse gemeint, Konserven können schlechter verträglich sein.

**Obst:** Brombeere, Apfel, Stachelbeere, Johannisbeere, Pfirsich, Aprikose, Kirsche, Heidelbeere (Blaubeere), Preiselbeere, Kokosnuss, helle Weintrauben. Gemeint ist frisches Obst, das auch nicht überreif sein darf.

**Gewürze/Kräuter:** Knoblauch, Kresse, Petersilie, Bohnenkraut, Salbei, Melisse, Minze, Thymian, Rosmarin, Basilikum, Oregano, Majoran, Kümmel, Schwarzkümmel, Bärlauch, Wacholder.

**Öl:** Distelöl, Rapsöl, Hanföl, Kürbiskernöl, Kokosöl. Sonnenblumenöl eher nicht, es gilt als Histamin-Liberator.

> *Olivenöl in guter Qualität enthält kein Histamin und wirkt auch nicht als Liberator.*

# Welche Medikamente helfen?

Bei Diätfehlern ist meist sofort mit Beschwerden zu rechnen. Antihistaminika, das sind Arzneimittel gegen Allergien, helfen bei Durchfall und Haureaktionen in vielen Fällen gut.

Es gibt das Enzym DAO, das Histamin abbaut, als Nahrungsergänzungsmittel in Kapselform. Allerdings bewerten Anwender die Wirksamkeit widersprüchlich. Wahrscheinlich kommt es auf die richtige Dosierung an, und die Betroffenen müssten mehrere Kapseln einnehmen. Auch hier gilt es auszuprobieren, was am besten hilft.

Die eigentliche Therapie der Histamin-Intoleranz ist aber die Diät. Medikamente können nur eine Notlösung für den Augenblick sein.

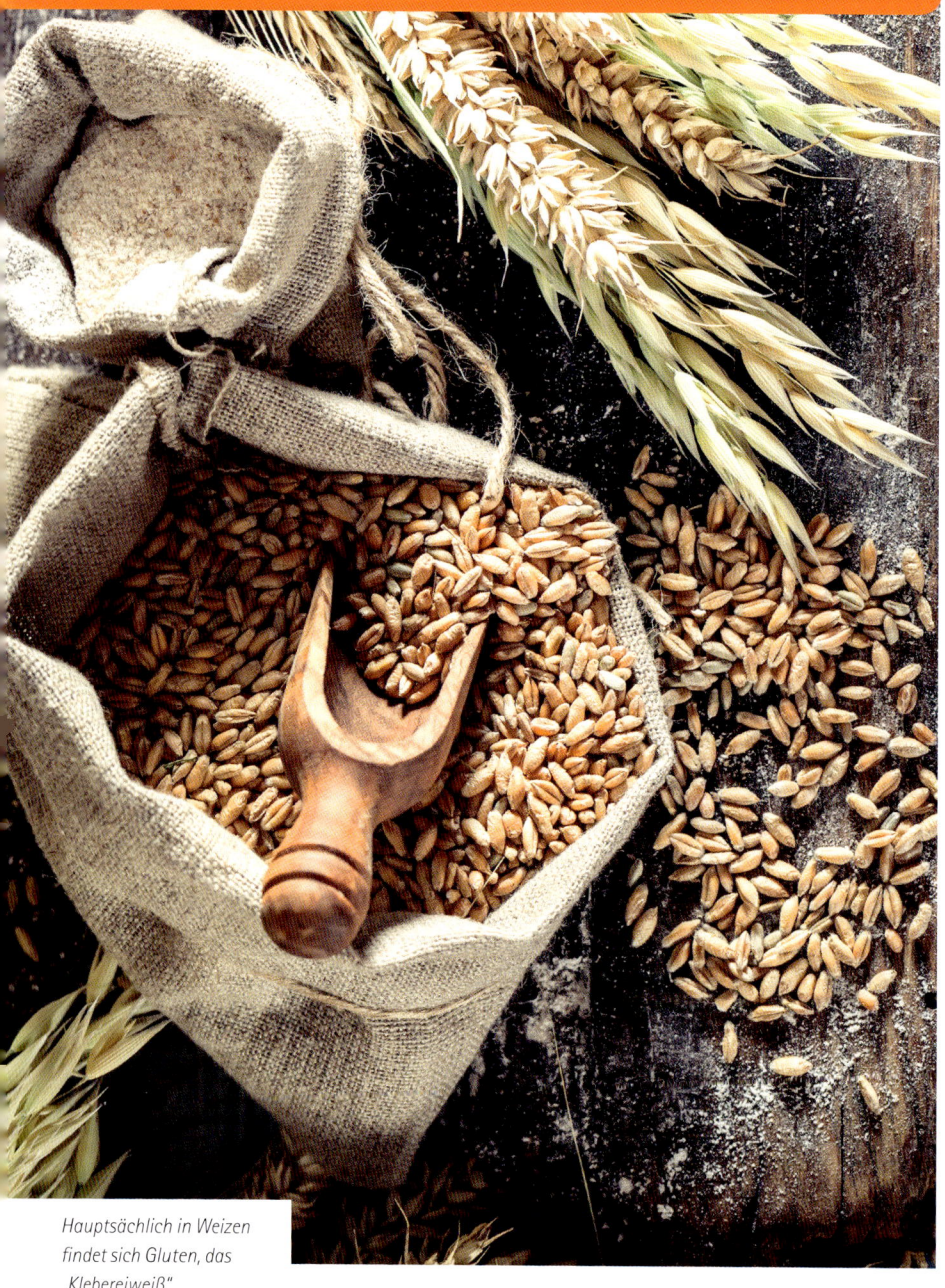

*Hauptsächlich in Weizen findet sich Gluten, das „Klebereiweiß".*

Bei Gluten handelt es sich um einen Eiweißstoff, der in verschiedenen Getreidearten vorkommt. Manche Menschen leiden an einer schweren, angeborenen Form der Gluten-Unverträglichkeit. Diese Erkrankung ist lange bekannt und nennt sich fachsprachlich Zöliakie. Sie ist aber nicht gemeint, wenn heutzutage von Gluten-Sensitivität oder Gluten-Intoleranz in den Medien die Rede ist. Experten sind sich bisher nicht einig, ob bei der Gluten-Sensitivität tatsächlich ein eigenes Krankheitsbild vorliegt. Das wird zurzeit wissenschaftlich untersucht. Sicher ist, dass in Zeitschriften oder dem Internet in den letzten Jahren immer häufiger darüber berichtet wird – gelegentlich mit der versteckten Aufforderung, sich doch besser schon vorbeugend glutenfrei zu ernähren. Dazu passt, dass das Angebot an glutenfreien Produkten ständig zunimmt; wie überhaupt das Angebot an Lebensmitteln mit dem Hinweis „frei von...." kaum noch zu überschauen ist.

*Experten schätzen, dass etwa einer von 500 Menschen in Deutschland an Zöliakie leidet.*

Gluten aus dem Getreide heißt auch Klebereiweiß, weil es den Teig zusammenhält und ihm Elastizität verleiht. Dadurch wird das Backen von Brot, Brötchen und Kuchen erst möglich. Wenn Mehle kein Klebereiweiß enthalten, zum Beispiel Maismehl, kann man lediglich Fladen oder Ähnliches daraus herstellen.

## Getreidearten mit hohem Gluten-Anteil

- Weizen,
- Dinkel, eine anspruchslose Unterart des Weizens,
- die alten, heute wieder angebauten Weizensorten Kamut, Emmer, Einkorn,
- Roggen (Korn).

## Getreidearten mit niedrigem Gluten-Anteil

- Hafer,
- Gerste.

## Glutenfreie Getreidearten

- Hirse, Teff (Hirseart), Mais, Reis und Wildreis sowie
- Pseudogetreide wie Quinoa, Amarant und Buchweizen.

# Lange bekannt: die Zöliakie

Die Zöliakie heißt auch „einheimische Sprue" und „glutenidu-zierte" oder „glutensensitive Enteropathie". Sie tritt meist schon im Kindesalter auf, gelegentlich erst später, und kann bei den Betroffenen verschieden stark ausgeprägt sein. Menschen mit Zöliakie bilden Antikörper gegen Gluten. Die Antikörper binden sich an Gluten, und im Dünndarm kommt es zu einer entzünd-lich-allergischen Reaktion, in deren Verlauf die Antikörper die Dünndarmzellen angreifen. Diese sogenannte Autoimmunre-aktion schädigt Zellen des Dünndarms. Nun ist der Dünndarm der Ort, an dem die Nährstoffe aus der Nahrung in das Blut übergehen. Wenn der Dünndarm diese Funktion nicht erfüllen kann, gelangen viele Nährstoffe in den Dickdarm. Das führt zu Durchfällen, die umso heftiger ausfallen je stärker der Dünndarm geschädigt ist.

Darüber hinaus fehlen dem Körper die Nährstoffe, die norma-lerweise über den Dünndarm aufgenommen werden. Abhängig vom Grad der Zöliakie kann dadurch eine Mangelernährung auf-treten. Bei starker Ausprägung zeigen sich folgende Symptome:

- Durchfälle, dabei kommen bis zu zehn breiige bis dünnflüssige Darmentleerungen pro Tag vor,
- Gewichtsabnahme,
- Blähungen und Bauchkrämpfe,
- Trockene, spröde Haut (Mangel an Vitamin $B_6$),
- Rissige Mundwinkel (Vitaminmangel),

- Hochgradige Anämie (Blutarmut, Mangel an Eisen, Folsäure und Vitamin B$_{12}$),
- Verschieden Formen von Muskelkrämpfen (Calcium- und Magnesiummangel).

Die Behandlung der Zöliakie besteht aus dem vollständigen Entfernen von Gluten aus der Nahrung, auch wenn gerade keine Beschwerden bestehen. Diese Diät muss lebenslang eingehalten werden.

# Gluten-Intoleranz zeigt sich erst spät

Es werden auch die Bezeichnungen Weizensensitivität oder auch Nichtzöliakie-Nichtweizenallergie-Weizensensitivität verwendet. Es handelt im sich im Gegensatz zur Zöliakie um eine nicht-allergische Funktionsstörung, die möglicherweise durch Gluten bedingt ist. Sie scheint in letzter Zeit häufiger aufzutreten.

Die berichteten Symptome sind:

- Bauchschmerzen,
- Hautekzeme, Ausschläge,
- Übelkeit, Erbrechen,
- Blähungen, Blähbauch,
- Durchfall, auch Verstopfung,
- Hautekzeme, Ausschläge,
- Kopfschmerzen,
- Konzentrationsprobleme, Verwirrung, Müdigkeit.

Die Gluten-Intoleranz zeigt Symptome wie die Zöliakie, tritt aber nicht schon im Kindesalter auf, sondern entwickelt sich später. Sie kann sich bei strikter gluten- beziehungsweise weizenfreier Diät wieder zurückbilden, was ein bis zwei Jahre dauert.

Bevor die Diagnose Gluten-Sensitivität oder Gluten-Intoleranz gestellt werden kann, muss eine Zöliakie sicher ausgeschlossen werden. Denn im Gegensatz zur Autoimmunerkrankung Zöliakie lässt sich eine Gluten-Sensitivität bislang nur indirekt feststellen. Dazu schließt der Arzt Zöliakie und eine Weizenallergie durch Tests aus. Geht es dem Patienten trotzdem besser, wenn er auf Gluten in seiner Ernährung verzichtet, hat er eine Gluten-Sensitivität.

Experten halten es für möglich, dass nicht – oder nicht nur – Gluten für die Symptome verantwortlich ist, sondern andere Inhaltsstoffe des Weizens.

Im Verdacht stehen Lektine. Das sind Zucker-Eiweißverbindungen, die in verschiedener Form sowohl in Weizen als auch in allen Pflanzen vorkommen. Weizenlektine könnten sich an die Zellen der Dünndarmschleimhaut binden und dort eventuell Lecks erzeugen, so die Hypothese. Dadurch könnten Stoffe in den Blutkreislauf gelangen, die normalerweise nicht hineinkommen, und die Beschwerden auslösen.

Im Verdacht, die Unverträglichkeitsreaktionen auszulösen, stehen auch sogenannte FODMAPS. Das ist die Abkürzung für „fermentable oligo-, di- and monosaccharides and polyols" auf Deutsch: vergärbare Mehrfach-, Zweifach- und Einfachzucker sowie mehrwertige Alkohole. Diese Stoffe kommen ebenfalls in vielen Nahrungsmitteln vor. Man macht sie unter anderem für das Reizdarmsyndrom verantwortlich.

Ein weiterer verdächtiger Stoff ist Amylase-Trypsin-Inhibitor (ATI), das in modernen Weizenzüchtungen vermehrt vorkommt. ATI ist ein Stoff, den Pflanzen produzieren, um sich vor bestimmten Schädlingen zu schützen.

Bevor das endgültig geklärt ist, heißt es für Personen mit Gluten-Sensitivität nicht nur Weizen zu meiden, sondern alle glutenhaltigen Nahrungsmittel.

## Wo überall Gluten drin ist

Gluten findet sich hauptsächlich in Getreide. Zu den Getreidesorten gehören Weizen, Roggen, Gerste, Hafer, Grünkern, Dinkel sowie verwandte Getreidearten und Urkornarten wie Khorasan-Weizen und Einkorn. Die aus diesem Getreide hergestellten Lebensmittel weisen ebenfalls Gluten auf:

- Mehl, Grieß,
- Graupen, Stärke,
- Flocken (Müsli),
- Paniermehl,
- Teigwaren.

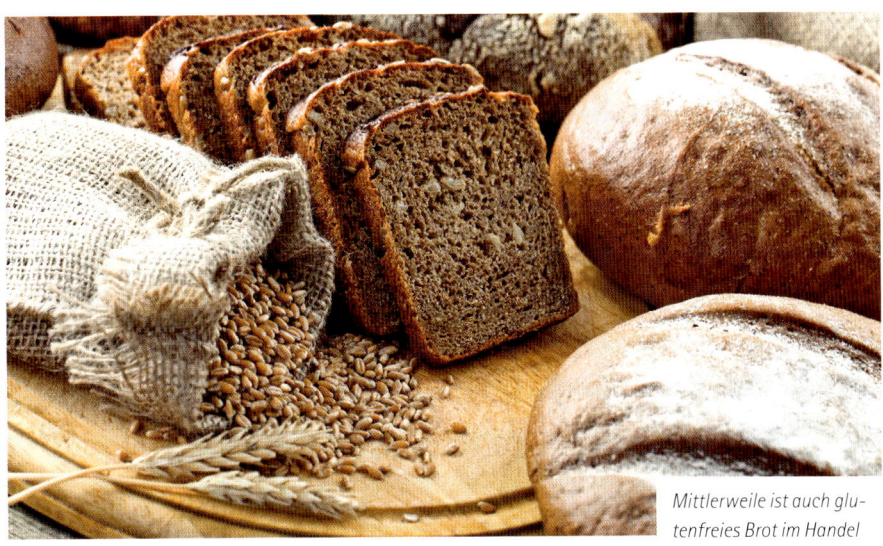

*Mittlerweile ist auch glutenfreies Brot im Handel erhältlich.*

Gluten ist auch in den folgenden Produkten enthalten:

- Brot, Brötchen, Baguette,
- paniertes Fleisch, Fisch,
- Pizza, Nudeln, Gnocchi, Knödel,
- Kuchen, Torten, Blätterteigteilchen, Hefestückchen,
- Kekse, Müsliriegel, Eiswaffeln,
- Knabbergebäck, Salzstangen,
- Bier, Malzbier.

Folgende Produkte können möglicherweise Gluten enthalten:

- gebundene Soßen, Suppen, Fertiggerichte,
- Pommes Frites, Kroketten, Kartoffelpuffer,
- Wurst, Würstchen,
- Frischkäsezubereitungen mit Kräutern,
- Eis, Pudding, Nuss-Nougat-Creme, Schokolade,
- Milchprodukte mit Früchten,
- fettreduzierte Produkte,
- Chips, Flips & Co.,
- Ketchup, Senf usw.,
- Gewürzmischungen.

Aus lebensmitteltechnologischen Gründen werden heute vielen Halbfertig- und Fertigprodukten glutenhaltige Zutaten zugegeben wie Mehl, Weizenstärke, Weizenkleie oder auch direkt Gluten. Grund dafür sind die speziellen Eigenschaften des Glutens, die für Lebensmittelhersteller Vorteile bringen:

- Gluten geliert,
- Gluten emulgiert (verbindet Fett mit Wasser),
- Gluten bindet Wasser,
- Gluten stabilisiert,
- Gluten ist ein guter Trägerstoff für Aromen.

Seit dem 25.11.2005 ist die Kennzeichnung glutenhaltiger Bestandteile auf der Zutatenliste von verpackten Produkten Pflicht. Leider ist nur selten angegeben „enthält Gluten" oder „glutenfrei". Wenn dort zum Beispiel „enthält Weizen" steht, wissen einige Verbraucher, dass es sich um ein glutenhaltiges Produkt handelt. Wenn stattdessen Dinkel oder Emmer vermerkt sind, sehen viele die Verbindung nicht. Die wenigsten Verbraucher wissen, dass das Weizensorten sind.

Für aus glutenhaltigen Pflanzen hergestellte Stoffe, die kein schädigendes Potenzial mehr haben, gelten darüber hinaus Ausnahmen von der Kennzeichnungspflicht. Von besonderer Bedeutung sind die Verzuckerungsprodukte, das sind aus Weizenstärke gewonnene Zucker, die in vielen Lebensmitteln enthalten sind. Einige Hersteller geben bei diesen Verzuckerungsprodukten das glutenhaltige Ausgangsmaterial an, andere nicht.

Weisen Lebensmittel beim Verkauf an den Endverbraucher einen Glutengehalt von höchstens 20 mg/kg (= 20 ppm) auf, können sie mit der Bezeichnung „glutenfrei" versehen werden.

In unverarbeitetem Zustand sind die folgenden Lebensmittel glutenfrei:

- Obst und Gemüsesorten,
- Kartoffeln, Salate,
- Milch, Naturjogurt,
- Buttermilch, Quark,
- Butter, Frischkäse natur,
- Naturkäse,
- Pflanzenöle,
- Fleisch,
- Fisch und Meeresfrüchte,
- Zucker,

*Neben glutenhaltigen Bestandteilen müssen noch 13 weitere häufige Auslöser von Allergien und Unverträglichkeiten angegeben werden, wie Sellerie, Senf oder Krebstiere.*

- Honig, Konfitüre, Marmelade, Ahornsirup,
- Nüsse,
- Hülsenfrüchte,
- reine Gewürze und Kräuter,
- Eier.

Folgende vorverarbeitete Produkte sind ebenfalls glutenfrei:

- Tofu, Sojamilch,
- Mozzarella in Salzlake,
- reine Fruchtsäfte, Wasser,
- Wein, Sekt.

*Beim Pasteurisieren werden Milch oder Säfte kurzzeitig auf 75 bis 100 °C erhitzt.*

Eine reine Konservierung der Produkte wie das Pasteurisieren der Milch, das Tiefkühlen von Obst und Gemüse oder das Trocknen von Kräutern beeinflusst den Glutengehalt nicht.

Tipp: Die zu Beginn des Kapitels erwähnten Getreide- und Pseudogetreidesorten Mais, Reis, Wildreis, Hirse, Buchweizen, Amaranth und Quinoa sind von Natur aus glutenfrei. Doch wer sichergehen möchte, dass nicht vereinzelt glutenhaltige Körner anderer Getreidearten enthalten sind, kauft diese Getreide und Pseudogetreide immer als ganze Körner und sieht sie genau durch, bevor er sie verzehrt oder weiterverarbeitet. Zudem dürfen glutenfreie Getreide nie auf einer Getreidemühle gemahlen werden, mit der auch glutenhaltiges Getreide gemahlen wird.

# Glutenfreie Produkte sind nicht gesünder

Einige Menschen haben auch ohne medizinische Notwendigkeit entschieden, glutenfrei zu leben. Sie glauben, dass man davon abnimmt oder schlank bleibt. Andere glauben, dass glutenfreies Essen einfach „gesund" ist. Gründe dafür könnten in einer seit einiger Zeit stark vergrößerten Palette glutenfreier Produkte in den Verbrauchermärkten liegen, in der Werbung dafür und in einem entsprechenden Angebot an Literatur zum Thema.

Gesunden Menschen nützt die glutenfreie Ernährung jedoch nicht, eher ist das Gegenteil der Fall. Die Produkte schmecken oft trocken und zerkrümeln leicht. Wenn Gluten als Geschmacksträger und Konsistenzgeber fehlt, wird es meist durch andere Bindemittel und durch Zucker und Fett in Brot, Kuchen und Keksen ersetzt.

Die Deutsche Zöliakiegesellschaft rät: „Wer bei sich eine Unverträglichkeit vermutet, sollte die Ursache beim Arzt abklären lassen, bevor er glutenfreie Lebensmittel ausprobiert." Wer bei einer vermuteten Gluten-Unverträglichkeit erst längere Zeit glutenfreie Produkte isst und dann erst zum Arzt geht, erschwert die Diagnose erheblich.

Eine Beratung durch Fachleute schützt vor Ernährungsfehlern und vor absurden Angeboten im Supermarkt: Die Verbraucherzentrale Sachsen entdeckte etwa in Spanien Mineralwasser, das mit der Aufschrift „glutenfrei" beworben wurde. Hierzulande gibt es entsprechend markierten Hartkäse und ungefüllte Schokolade. In keinem dieser Produkte befindet sich normalerweise Gluten.

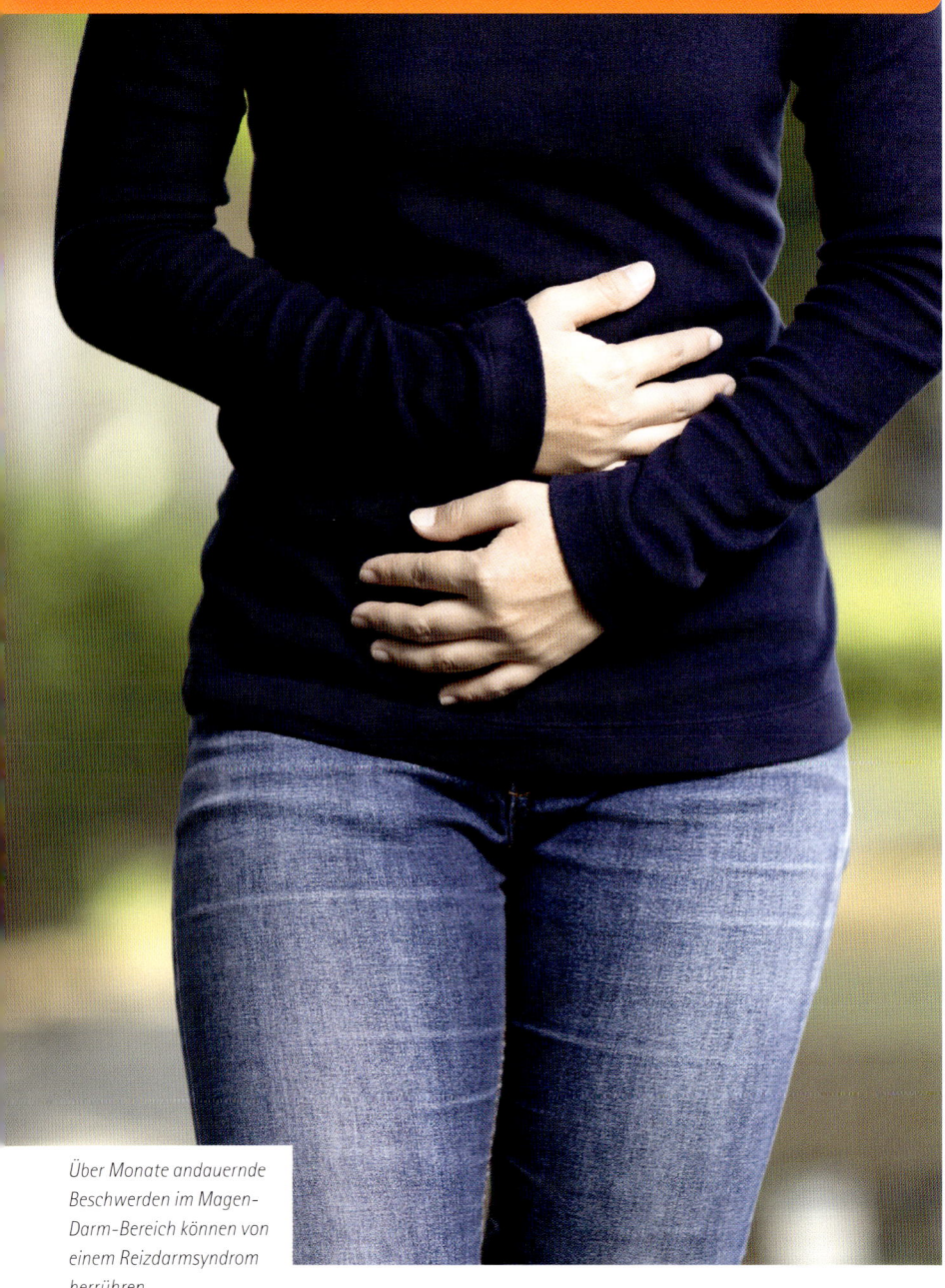

*Über Monate andauernde Beschwerden im Magen-Darm-Bereich können von einem Reizdarmsyndrom herrühren.*

Beim Reizdarmsyndrom treten ähnlich wie bei den Nahrungsmittel-Unverträglichkeiten Beschwerden im Magen-Darm-Trakt
auf. Sie sind allerdings nicht einem bestimmten Nahrungsmittel
zuzuordnen.

Typische Symptome sind:

- Magen-Darm-Krämpfe,
- Schmerzen im Unterbauch,
- Blähungen und
- Probleme mit dem Stuhlgang.

Ein Teil der Betroffenen leidet unter Durchfall, andere haben eher
Verstopfung und wieder andere beides im Wechsel. Nach dem
Stuhlgang bessern sich die Beschwerden. Weitere Hinweise auf
ein Reizdarmsyndrom:

- Nachts treten die Beschwerden nicht auf,
- sie verbessern sich im Urlaub oder am Wochenende,
- bei Stress oder in Konfliktsituationen verschlimmern sie sich,
- es ist kein Gewichtsverlust festzustellen.

An ein Reizdarmsyndrom ist zu denken, wenn die Beschwerden
ohne erkennbare Ursache länger als drei Monate anhalten und
dabei an jeweils mindestens drei Tagen im Monat auftreten. Für
das Reizdarmsyndrom existieren noch weitere Bezeichnungen:

*Beim Reizmagen
beschränken sich
die wiederkehren-
den Schmerzen oder
das Unwohlsein auf
den Magen.*

- RDS als Abkürzung für Reizdarmsyndrom,
- IBS als Abkürzung für irritable bowel syndrome,
- funktionelle Darmbeschwerden,
- Colon irritabile,
- Colica mucosa,
- spastisches Kolon.

# Die Diagnose gestaltet sich schwierig

Es handelt sich hier um eine Ausschlussdiagnose, denn es gibt kein Symptom, das für das Reizdarmsyndrom spezifisch ist. Alle Symptome können auch bei anderen Krankheiten auftreten. Der Arzt muss deshalb alle Magen-Darm-Krankheiten ausschließen, die ähnliche Beschwerden verursachen. Darunter fallen:

*Divertikel* sind Ausstülpungen des Dickdarms in die Bauchhöhle. Sind sie entzündet, nennt man das Divertikulitis.

- chronisch-entzündliche Darmerkrankungen wie Morbus Crohn und Colitis ulcerosa,
- Infektionen verschiedenster Art,
- Darmtumoren,
- Divertikulitis,
- dauerhafte Einnahme von Abführmitteln,
- eventuell Schilddrüsen-Funktionsstörungen und nicht zuletzt
- Nahrungsmittel-Unverträglichkeiten, wie sie in diesem Buch beschrieben sind.

Die Liste der durchzuführenden Untersuchungen ist dementsprechend lang. Der Arzt nimmt zunächst eine gründliche Anamnese vor, bei der er Krankheiten, Ernährung und Essgewohnheiten des Patienten sowie Art und Dauer der Beschwerden festhält. Danach lässt er meist das Blut und gegebenenfalls den Stuhl untersuchen. Eventuell veranlasst er zusätzlich ein Bauchultraschall und eine Darmspiegelung. Wenn der Arzt bei all diesen Untersuchungen keine andere Ursache für die Beschwerden feststellt, bleibt als Ausschlussdiagnose das Reizdarmsyndrom.

Es gibt leider keinen Laborwert, der den Beweis für das Vorliegen eines Reizdarms liefert. Und weil es sich um eine funktionelle Störung handelt, sind die Beschwerden subjektiv. Sicher ist, dass eine besondere Sensibilität oder Überempfindlichkeit des Darmtrakts vorliegt. Reize wie zum Beispiel Luft im Darm, die von

Gesunden kaum wahrgenommen werden, können bei Personen mit Reizdarm starke Beschwerden auslösen.

Bei Reizdarmpatienten beobachtet man aber auch eine erhöhte Sensibilität des vegetativen Nervensystems, das für die Steuerung von unbewussten körperlichen Funktionen zuständig ist. Das äußert sich zum Beispiel in erweiterten Blutgefäßen, Schwitzen, schnellerem Puls und stärkerer Darmtätigkeit.

Heute zweifelt niemand mehr daran, dass das sogenannte Bauchhirn mit dem „Kopfhirn" intensiv kommuniziert. Der wechselseitige Einfluss ist größer, als Experten in der Vergangenheit angenommen haben. So ist es kein Wunder, dass bei Reizdarmpatienten oft auch Symptome auftreten, die nicht unmittelbar dem Darm zuzuordnen sind. Zum Beispiel:

- Erschöpfung,
- Kopfschmerzen,
- Rückenschmerzen,
- Herzbeschwerden,
- Depressionen,
- Angststörungen.

Umgekehrt kann Reizdarm als Folge einer psychischen Erkrankung auftreten. Die Beschwerden werden sozusagen auf die körperliche Ebene projiziert und maskieren dabei die eigentliche Krankheit. Auf jeden Fall liegt hier ein sehr komplexes Krankheitsbild vor. Entsprechend schwierig gestaltet sich die Behandlung.

# Jeder Patient braucht eine individuelle Therapie

Die Behandlung erfolgt individuell, eine Standardtherapie gibt es nicht. Grundsätzlich kann der Arzt empfehlen, die Ernährung und den Lebensstil zu verändern. Das kann mit folgenden Verhaltensregeln beginnen:

- nicht rauchen,
- wenig Alkohol trinken,
- ausreichend schlafen,
- möglichst viel bewegen und
- Stress vermeiden.

Was die Ernährung angeht, reicht es nicht, wenn der Patient einfach alles weglässt, was er nicht verträgt. Die Folge wäre eine sehr einseitige Ernährung, letztlich eine Mangelernährung. Der Speiseplan muss so variiert werden, dass die Ernährung vollwertig ist, aber keine Beschwerden auslöst. Als erstes werden Lebensmittel davon gestrichen, die der Patient erfahrungsgemäß schlecht verträgt, weil sie den Verdauungstrakt belasten. Das können stark fetthaltige, gebratene, geräucherte oder frittierte Speisen sein. Auch von sehr stark gewürzten Speisen hält er sich zunächst besser fern, ebenso von Nahrungsmitteln, die schnell Blähungen hervorrufen wie Hülsenfrüchte, Zwiebeln und Kohl.

## Problem Zuckerersatzstoffe

Zuckeralkohole wie Sorbit, Xylit und Mannit bereiten häufig Probleme. Sorbit findet sich als Zuckerersatzstoff vor allem in Getränken, aber auch in anderen Lebens- und Genussmitteln. Er muss in Fertignahrungsmitteln deklariert sein, so dass es relativ einfach ist, ihn zu vermeiden. Anders sieht es bei Obstsorten aus, die Sorbit enthalten. Das sind in erster Linie Pflaumen und Birnen. Bei anderen Sorten ist der Sorbitgehalt gering, wenn

*Wenig Sorbit enthalten beispielsweise Ananas, Bananen oder Orangen.*

das Obst frisch ist, aber hoch, wenn es als Trockenobst gegessen wird. Also gehört Trockenobst ebenfalls erst einmal auf die Verbotsliste.

Xylit und Mannit sind in zuckerfreiem Kaugummi enthalten, auch in zuckerfreien Bonbons und eventuell in kalorienreduziertem Speiseeis. In essbaren Pflanzen findet sich Mannit lediglich in Feigen, Xylit kommt gelegentlich neben Sorbit in Gemüse vor, aber in sehr kleinen Mengen. In Fertigprodukten müssen beide Stoffe deklariert sein, und beim Eismann kann man fragen, ob er Zuckerersatzstoffe verwendet. Meist steht das an der Verkaufstheke auf einem Informationsblatt.

*Xylit hilft, Karies vorzubeugen, denn es vermindert die Plaquebildung und die Produktion von Säuren, die den Zahnschmelz schädigen.*

Manche Bäcker verwenden Zuckerersatzstoffe bei der Herstellung von Backwaren. Dafür kann es mehrere Gründe geben. Das Produkt kann als „zuckerfrei" deklariert werden, und es kann geringfügig weniger Kalorien haben, so dass es figurbewusste Käufer anspricht. Auch in Bäckereien gibt es daher Hinweisschilder, die die Zutaten der Produkte zeigen. Wenn Sie sie nicht sehen, dann fragen Sie einfach.

## Problem Kohlenhydrate

Patienten mit Reizdarmsyndrom vertragen Kohlenhydrate immer dann schlecht, wenn sie Durchfälle haben. Besonders bei Fruktose und Laktose reicht dann die Verweildauer im Dünndarm nicht aus, damit sie vollständig aus dem Darm ins Blut übertreten können. Die Zucker gelangen dann in den Dickdarm und werden von Bakterien unter Gasbildung abgebaut wie bei Fruktose-Unverträglichkeit und Laktose-Intoleranz beschrieben. Das verstärkt die Symptome beim Reizdarmsyndrom natürlich erheblich.

# Welche Lebensmittel die Beschwerden lindern

Beispiel Verstopfung: Eine Verstopfung auf Dauer mit Abführmitteln zu behandeln, löst das Problem nicht. Man schafft sich eher ein neues. Zum einen braucht der Darm nach einer vollständigen Entleerung mehrere Tage, bis er soweit gefüllt ist, dass von selbst ein Entleerungsreflex entsteht. Zum anderen scheidet der Körper beim Gebrauch von Abführmitteln meist mehr Magnesium und Kalium aus. Das verstärkt die Verstopfung noch, denn diese beiden Mineralstoffe fördern die Darmbewegung. In vielen Fällen genügt schon eine Magnesiumgabe von 400 bis 900 Milligramm, um den Darm auf Trab zu bringen.

Die bessere Strategie auf Dauer wäre, eine Verstopfung gar nicht erst entstehen zu lassen. Dabei kann eine geschickte Auswahl

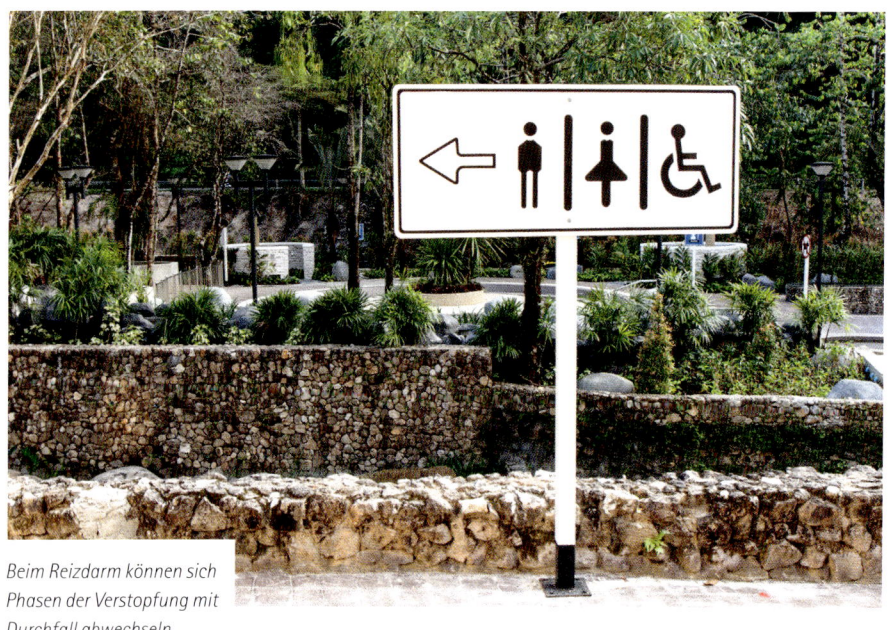

*Beim Reizdarm können sich Phasen der Verstopfung mit Durchfall abwechseln.*

verdauungsfördernder Lebensmittel helfen. Wichtig ist, dass die Nahrung viele Ballaststoffe, Mineralstoffe und Flüssigkeit enthält. Ballaststoffe finden Sie in Vollkorn, Gemüse und Obst, und besonders viele in Haferflocken oder anderen Getreideflocken, die als Grundlage für ein Müsli dienen können.

## Ballaststoffgehalt ausgewählter Lebensmittel (Angaben in Gramm pro 100 Gramm)

| Gemüse | |
|---|---|
| Blumenkohl gegart | 2,9 |
| Brokkoli gegart | 3,0 |
| Linsen gegart | 4,3 |
| Erbsen grün gegart | 5,3 |
| Möhren gegart | 3,1 |
| **Obst** | |
| Brombeeren | 3,2 |
| Himbeeren | 4,7 |
| Erdbeeren | 2,0 |
| Heidelbeeren | 4,9 |
| Kiwi | 3,9 |
| **Beilagen** | |
| Kartoffeln gegart | 1,2 |
| Weizenvollkornbrot | 7,4 |
| Haferflocken | 9,7 |
| Quinoa gegart | 10,3 |
| Nudeln (Hartweizengries) gegart | 2,3 |
| Vollkornnudeln gegart | 5,1 |
| Walnüsse | 4,6 |
| Kürbiskerne | 8,7 |
| Leinsamen | 22,2 |
| Mandeln | 11,4 |

Mineralstoffe finden Sie in Obst und vor allem Gemüse, aber auch in Mineralwasser. Obst isst man meist roh, und das ist gut so. Bei Gemüse ist es ebenfalls sinnvoll, jeden Tag zwei Portionen roh zu essen. Gerade grünes Gemüse ist magnesium- und kaliumreich. Beim Kochen werden die beiden Stoffe allerdings teilweise herausgelöst. Die Ballaststoffe bleiben jedoch erhalten.

Auf ballaststoffarme Nahrungsmittel verzichten Sie am besten weitestgehend. Darunter fallen alle Weißmehlprodukte wie helles Brot, Brötchen, Kuchen, Plätzchen und Toast, Klöße, Nudeln und Reis, soweit es sich nicht um Vollkornprodukte handelt. Auch Fertigprodukte zeichnen sich in der Regel nicht durch einen hohen Gehalt an Ballaststoffen aus. Das muss aber von Fall zu Fall beurteilt werden.

Mit Süßigkeiten gehen Sie lieber sparsam um. Süßigkeiten zu oder nach den Mahlzeiten sind zusätzliche Kalorien und machen auf die Dauer dick. Süßigkeiten anstelle von Mahlzeiten liefern keine Ballaststoffe, keine Mineralstoffe und fördern die Verstopfung eher.

Anders ist es mit Fleisch und Fleischprodukten. Sie enthalten zwar keine Ballaststoffe und lindern somit nicht die Verstopfung. Aber sie liefern Vitamin $B_{12}$ und andere B-Vitamine. Sofern sie nicht im Übermaß gegessen werden, tragen sie zu einer ausgewogenen Ernährung bei.

Für Milch und Milchprodukte gilt dasselbe. Sie enthalten keine Ballaststoffe, liefern aber Vitamin D und Calcium. Falls keine Laktose-Intoleranz vorliegt, spricht nichts dagegen, davon zu essen.

**Beispiel Durchfall:** Leidet ein Patient mit Reizdarmsyndrom überwiegend unter Durchfall, bevorzugt er am besten leicht verdauliche und ballaststoffarme Lebensmittel, eventuell auch fettarme. Hier eignen sich wasserlösliche Ballaststoffe, zum Beispiel Pektin, besser als faserreiche Ballaststoffe, die bei Verstopfung helfen. Pektin quillt im Darm, bindet dabei viel Wasser und verfestigt so den flüssigen Darminhalt. Für Menschen ist Pektin ein Ballaststoff, es ist aber ein Nährstoff für viele erwünschte Darmbakterien. Äpfel, Möhren und Aprikosen enthalten viel davon.

*In der Apotheke gibt es Präparate gegen Durchfall, die Pektin enthalten.*

Wenn Durchfall bei Reizdarm häufiger vorkommt, kann dieser auch von Unverträglichkeiten auf bestimmte Nährstoffe wie Laktose oder Gluten verursacht werden (siehe die entsprechenden Kapitel). Das klärt am besten der behandelnde Arzt.

**Beispiel Blähungen:** Es gibt bestimmte Nahrungsmittel, die vermehrt Blähungen bewirken. Um diese macht man beim Reizdarmsyndrom am besten einen großen Bogen. Dazu gehören vor allem Hülsenfrüchte, Schwarzwurzeln, Artischocken, Chicorée, Erdnüsse, alle Kohlsorten und Zwiebeln. Obst-, Frucht- und Gemüsesäfte und alle Getränke mit Kohlensäure bereiten oft Beschwerden. Auch das bei Verstopfung so wichtige ballaststoffhaltige Essen kann vermehrt zu Blähungen führen. Hier muss sich jeder Betroffene gut beobachten und herausfinden, was er erfahrungsgemäß verträgt und was nicht.

**Tipp:** Essen Sie in aller Ruhe und kauen Sie jeden Bissen gründlich. Wenn man achtlos schlingt und nur wenig zerkleinerte Nahrungsbestandteile im Magen landen, sind Verdauungsbeschwerden vorprogrammiert.

# Mittel, die helfen können

Das Problem Verdauungsbeschwerden ist weit verbreitet. Eine große Zahl von Präparaten, deren Hersteller teils massiv dafür werben, verspricht Hilfe. Einige davon können auch Beschwerden beim Reizdarm lindern – wenn nicht als alleinige Maßnahme so doch unterstützend zum Beispiel zur Diät.

Allerdings dürfen sie nicht unkritisch angewendet werden. Die Betroffenen brauchen vor allem eine Diagnose ihrer Krankheit, sonst ist die Gefahr groß, dass sie mit ihrer Selbstbehandlung ein ernstes Krankheitsbild verschleiern und eine wirkungsvolle Therapie erst zu spät beginnt. Also: erst die Diagnose, dann Diät, sofern möglich und sinnvoll, und dann Ergänzung mit Produkten, die Linderung versprechen.

Leider kann man aus der Werbung gelegentlich den Eindruck gewinnen, dass die Anwendung entsprechender Präparate eine Heilung bewirke. Sie lindern aber bestenfalls die Symptome. Oft ist der Wirkmechanismus auf körperlicher Ebene nicht geklärt, zum Beispiel bei den homöopathischen Mitteln. Es spricht aber nichts dagegen, sie auszuprobieren und anzuwenden, wenn die Diagnose Reizdarm gesichert ist.

## Quellmittel

Bei Verstopfung können Quellmittel sehr gut helfen. Es sind in der Hauptsache Leinsamen und Flohsamenschalen. Präparate mit dem synthetischen Quellmittel Macrogol und verschiedenen Mineralstoffen wirken ebenfalls. Sie reizen den Darm nicht wie die klassischen Abführmittel, sondern wirken auf „natürliche" Weise, indem sie den Darm füllen und einen Reflex zur Entleerung herbeiführen.

## Heilerde

Bei Durchfall lohnt ein Versuch mit Heilerde. Heilerde bindet Wasser und kann damit dem Stuhl eine festere Konsistenz geben. Zusätzlich kann sie Schadstoffe binden. Das bietet die Chance, durchfallauslösende Stoffe unwirksam zu machen. Heilerde schmeckt allerdings nicht gut, eher wie ein Löffel voll Gartenerde. Es gibt sie auch in Kapseln zum Schlucken. Das wird dann teurer, weil man große Mengen davon benötigt. Medizinische Kohle hat denselben Effekt, schmeckt aber etwas besser, nämlich nach nichts.

*Heilerde ist Löß-, Lehm-, Ton- oder Moorerde, die als feines Pulver eingenommen wird.*

## Kräutertee

Um Beschwerden durch Blähungen abzumildern, eignen sich auch Kräutertees. Kümmel, Fenchel, Anis sind die Klassiker, gut zu kombinieren mit Pfefferminze und Kamille. Es gibt auch gut wirksame Präparate in Tropfenform, die alkoholische

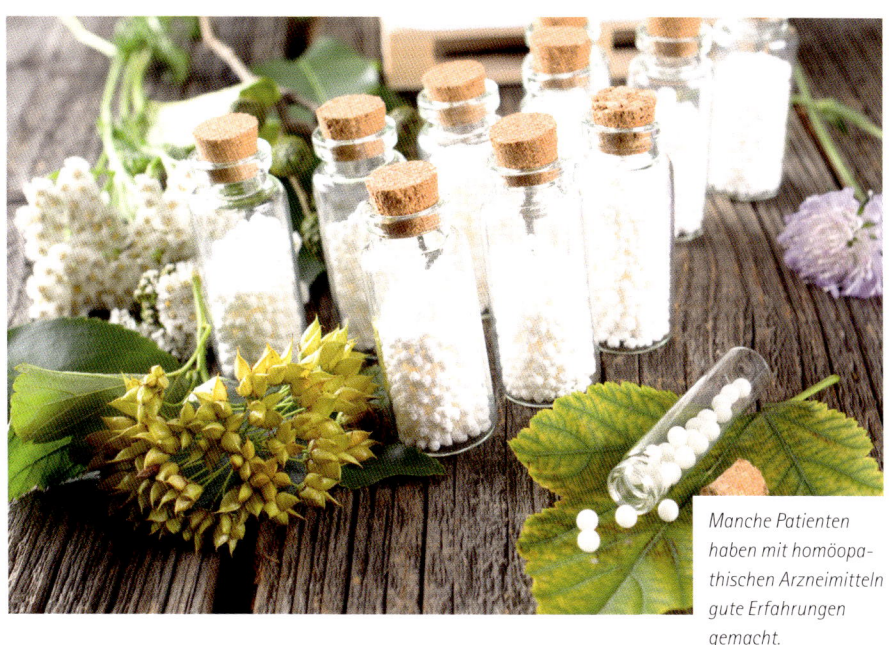

*Manche Patienten haben mit homöopathischen Arzneimitteln gute Erfahrungen gemacht.*

Zubereitungen dieser Heilpflanzen in verschiedenen Kombinationen enthalten.

## Homöopathie

Die Homöopathie kennt zahllose Heilmittel zur Linderung der Beschwerden bei Darmproblemen. Die Schwierigkeit besteht darin, das richtige Mittel für die Beschwerden eines bestimmten Patienten zu finden. Wirklich gut kann das ein erfahrener Arzt oder Heilpraktiker. Wenn Sie selbst nach einem homöopathischen Mittel suchen, ist es ratsam, ein sogenanntes Komplexmittel zu nehmen. Das besteht aus einer Mischung mehrerer Einzelmittel, die erfahrungsgemäß bei den meisten Patienten helfen.

## Probiotika

Probiotika sind Zubereitungen von nützlichen und erwünschten Darmbakterien, die in Kapsel-, Pulver- oder Tropfenform im Handel sind. Sie werden von den Herstellern auch beim Reizdarmsyndrom empfohlen. Die Art und Menge der Darmbakterien und ihr Verhältnis zueinander bilden die Darmflora. Welche wichtige Arbeit die Bakterien für den ganzen Organismus leisten, davon gewinnt die Wissenschaft ein immer detaillierteres Bild. Mittlerweile steht fest, dass eine gesunde Darmflora die Darmtätigkeit und die Stuhlkonsistenz normalisiert. Sie schützt den Darm vor krankmachenden Bakterien und produziert Stoffe, die die Darmschleimhaut ernähren. Die deutsche Gesellschaft für Ernährung gibt Hilfestellung zur Auswahl bestimmter Probiotikastämme bei Reizdarmsyndrom:

| Probiotika-Stamm bei Reizdarmsyndrom | Leitsymptom Blähungen, Bauchschmerzen | Leitsymptom Verstopfung |
|---|:---:|:---:|
| Bifidobakterium infantis 35624 | X | |
| Bifidibacterium animalis ssp. Lactis DN-173010 | X | X |
| Lactobacillus casei shirota | X | X |
| Lactobacillus plantarum | X | |
| Escherichia coli Nissle 1917 | | X |

Wenn unter den Darmbakterien ein Ungleichgewicht entsteht, zum Beispiel nach Einnahme von Antibiotika, lässt es sich durch Gabe nützlicher Bakterien oft korrigieren.

Beim Reizdarm haben wir aber eine andere Ausgangssituation. Eine veränderte Zusammensetzung der Darmflora ist nicht die Ursache des Reizdarmsyndroms, sondern eher eine Folge. Wenn im Verlauf der Erkrankung eine Störung auftritt, müssen die Ursachen für die Störung beseitigt werden, zum Beispiel die häufigen Durchfälle. Es nützt nichts, die Probiotika einzunehmen und sie mit den Durchfällen schnell wieder auszuscheiden. Genauso wenig kann man Ernährungsfehler durch die Einnahme von Probiotika ausgleichen. Die Darmbakterien leben letztlich von dem, was der Mensch isst. Wenn er ihnen keine guten Bedingungen in seinem Darm bieten kann, werden sie nicht bleiben, egal wie oft er sie einnimmt. Erfolg hat nur, wer die Lebensumstände der Bakterien verbessert, so dass sie im Darm leben können.

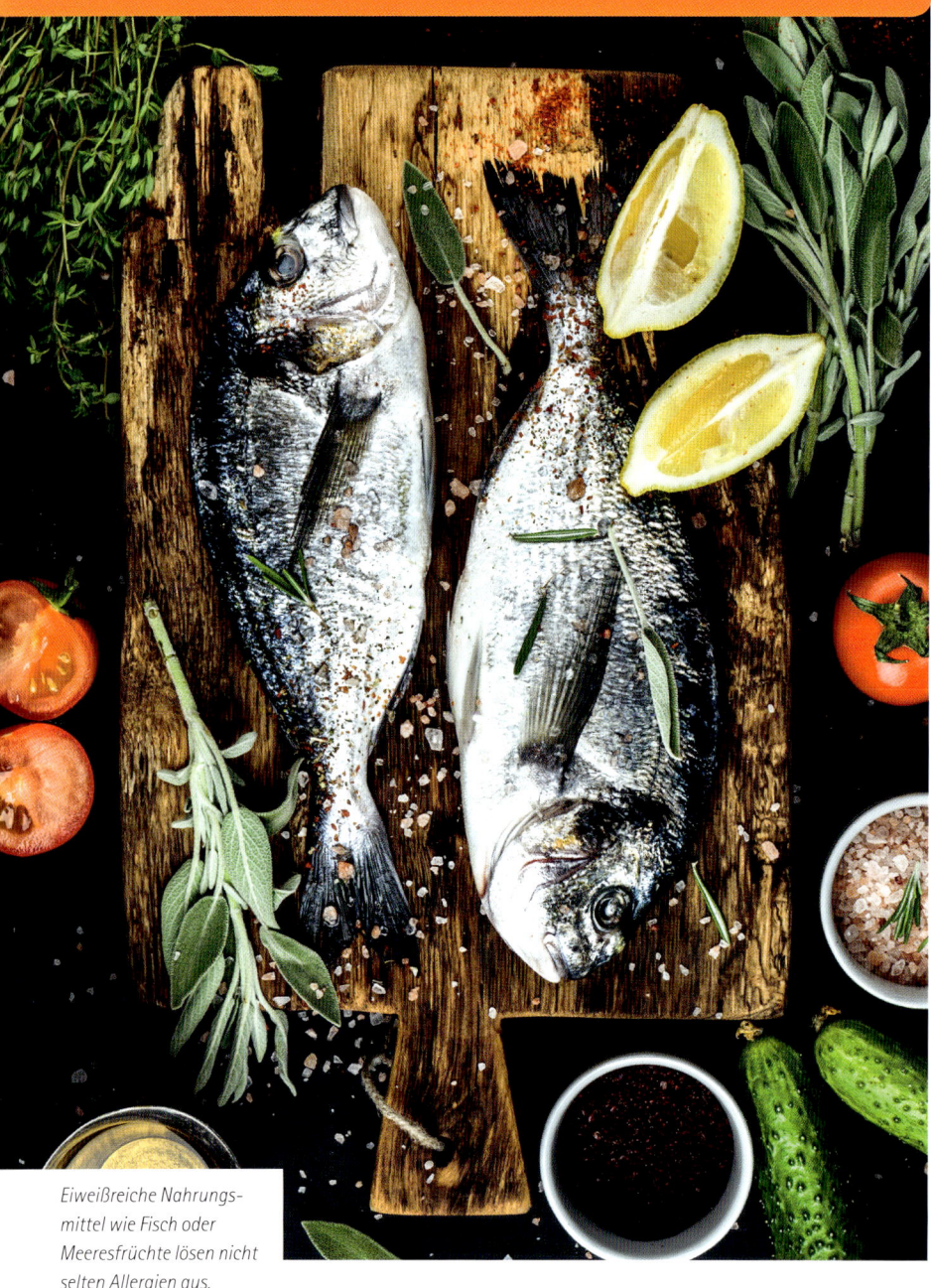

Eiweißreiche Nahrungs-
mittel wie Fisch oder
Meeresfrüchte lösen nicht
selten Allergien aus.

Eine Nahrungsmittel-Allergie ist eine Abwehrreaktion des Körpers auf bestimmte Nahrungsmittel, oft Eiweißstoffe, an der das Immunsystem beteiligt ist. Das unterscheidet die Allergie von den sogenannten Nahrungsmittel-Unverträglichkeiten.

Insgesamt sind Nahrungsmittel-Allergien in Deutschland selten. Geschätzt finden sie sich bei 2 bis 3 Prozent der Erwachsenen und 3 bis 8 Prozent der Kinder. Genaue Zahlen liegen jedoch nicht vor. Zum Vergleich: Nahrungsmittel-Intoleranzen werden mit etwa 20 Prozent angegeben.

*Weitaus häufiger treten Allergien gegen Blütenpollen auf: Bis zu 20 Prozent der Erwachsenen leiden unter Heuschnupfen.*

Die Häufigkeit, mit der bestimmte Lebensmittel eine Allergie auslösen, ist je nach Altersgruppe verschieden: Bei Kindern sind Allergien gegen Kuhmilch, Soja und Hühnerei häufig anzutreffen. Jugendliche und Erwachsene reagieren vor allem auf rohes Gemüse und Obst, Gewürze oder Nüsse allergisch.

Üblicherweise verläuft der erste Kontakt mit der Substanz, gegen die der Organismus nachher allergisch ist, unauffällig. Es zeigen sich keine Allergiesymptome, doch es erfolgt eine sogenannte Sensibilisierung. Der Körper erkennt den Stoff als fremd und bildet Antikörper.

Beim zweiten oder manchmal auch späteren Kontakt, besser gesagt Verzehr des betreffenden Lebensmittels, wird die allergische Reaktion ausgelöst. Dazu genügen kleinste Mengen des betreffenden Stoffes. Anders als bei den Nahrungsmittel-Unverträglichkeiten gibt es keine individuell verträgliche Dosis, die der Betroffene austesten könnte.

Nahrungsmittel-Allergien können sich durch Juckreiz und Rötung der Haut äußern. Aber auch durch Niesen, Schleimhautschwellung im Mund und Rachen, durch Übelkeit, Erbrechen und Durchfall. Bisweilen verengen sich die Bronchien und es kommt zu Asthma.

# Warum reagiert der Körper allergisch?

Nahrungsmittel-Allergien nehmen in den westlichen Indus-
trieländern zu. Als Ursachen dafür vermuten Fachleute zwei
verschiedene Faktoren.

Erstens: der frühe Kontakt von Säuglingen mit Nahrungsaller-
genen. In Ländern, in denen Säuglinge lange Zeit ausschließlich
gestillt werden, findet man weniger Nahrungsmittel-Allergien als
in Ländern, in denen Säuglinge sehr früh eine andere Nahrung
bekommen als Muttermilch.

Zweitens: übertriebene Hygiene. Man beobachtet schon lange,
dass allergische Erkrankungen bei Kindern seltener auftreten,
wenn sie auf Bauernhöfen im Kontakt mit Tieren aufwachsen.
Auch der häufige Verzehr von Lebensmitteln, die lebende Mikroorganismen enthalten, wie Sauerkraut, Sauerkrautsaft, Brottrunk,
Joghurt, Sauerrahm, Quark, bestimmten Käse- und Wurstsorten,
wirkt sich positiv aus. In diesen Lebensmitteln finden sich –
wenn sie nicht konserviert sind – Bakterien und Hefen, die die
Darmflora und damit das Immunsystem günstig beeinflussen.

Die sogenannte Hygiene-Hypothese besagt nun, dass die
Menschen in den Industrienationen von Kindheit an wegen
übertriebener Sauberkeit mit immer weniger Bakterien, Viren und
Parasiten in Kontakt kommen. Diese beschäftigen normalerweise
das Immunsystem und regen es dazu an, Abwehrstoffe und Antikörper zu bilden. Findet dieses Training wegen perfekter Hygiene
kaum noch statt, führt das dazu, dass es vermehrt Antikörper
gegen eigentlich harmlose Stoffe wie Pollen, Nahrungsmittel-
Bestandteile und sogar eigene Körperzellen produziert. Laut
dieser Hypothese würden in der Folge die Zahl der Infektions-
krankheiten zurückgehen und die der Allergien zunehmen.

Allein die Tatsache, dass Antikörper gegen bestimmte Nahrungs-bestandteile vorhanden sind, führt aber nicht unbedingt zu einer heftigen allergischen Reaktion. Es müssen sogenannte modulie-rende Faktoren dazukommen, die sicher noch nicht alle bekannt sind.

Nahrungsmittel, die häufig allergische Reaktionen auslösen:

- Milch und Milchprodukte,
- Eier,
- Fisch,
- Schalentiere (Muscheln, Schnecken) und Krustentiere (Garnelen, Krabben, Hummer, Langusten, Krebse),
- Äpfel,
- Sellerie, Karotte,
- Nüsse, Erdnüsse, Samen,
- Roggenmehl,
- Paprika,
- Gewürze,
- Sojabohnen.

Theoretisch können jedes Nahrungsmittel, jedes Gewürz und jeder Lebensmittelzusatzstoff Allergien auslösen. Tatsächlich passiert das aber bei manchen Lebensmitteln häufiger als bei anderen. Zudem reagieren viele Nahrungsmittel-Allergiker auf mehrere Nahrungsmittel allergisch. Bekannt in diesem Zusam-menhang ist das „Sellerie-Beifuß-Gewürz-Syndrom". Personen mit einer Sellerieallergie sind sehr häufig gleichzeitig allergisch gegen Karotten, Kümmel, Petersilie, Fenchel, Paprika und Anis.

In vielen Fällen kommt es nur zu einer allergischen Reaktion, wenn die Nahrungsmittel roh gegessen werden. In gekochtem, gebratenem, gebackenem oder anderweitig erhitztem Zustand lösen sie keine allergische Reaktion mehr aus.

> *Umweltschad-stoffe, übermäßige Hygiene, akute und chronische Infekti-onen, Rauchen oder Haustiere gelten als modulierende Faktoren.*

> *Allergene sind über-wiegend Eiweiß-moleküle. Stärkeres Erhitzen zerstört ihre Struktur.*

# Pseudoallergie: sieht aus wie Allergie, ist aber keine

Läuft eine Reaktion komplett von außen betrachtet wie eine allergische Reaktion ab, allerdings ohne eine sogenannte Antigen-Antikörper-Reaktion, nennen Fachleute das Pseudoallergie. Daran ist das Immunsystem nicht beteiligt, im Gegensatz zur echten Allergie, die eine Immunreaktion darstellt.

Personen, die eine Anlage dazu haben, reagieren dann zum Beispiel mit Jucken und Brennen der Mundschleimhaut, Hautjucken, Niesen und Naselaufen oder Asthma-ähnlichen Symptomen.

Häufige Auslöser von Pseudoallergien sind:

- verschiedene Farbstoffe und Konservierungsmittel zum Beispiel in Fertignahrungsmitteln,
- Salicylate, die natürlich vorkommen, zum Beispiel in Beerenfrüchten, Erdbeeren, Orangen, Aprikosen, Ananas, Oliven, Curry, Weintrauben und anderen Obstsorten,
- sogenannte biogene Amine (Eiweißbestandteile) in Fisch, Käse, Wein, Sauerkraut, Wurst und Schokolade (siehe auch Kapitel „Histamin-Intoleranz", Seite 43).

Es ist damit zu rechnen, dass allergische und pseudoallergische Reaktionen auf Nahrungsmittel in Zukunft noch zunehmen werden, denn immer mehr Menschen ernähren sich von vorgefertigten Nahrungsmitteln. Die Fülle der Stoffe, mit denen diese hergestellt und/oder behandelt werden, lässt sich kaum noch überblicken. Je mehr Kontakt es mit verschiedenen Inhaltsstoffen gibt, desto mehr steigt die Zahl unerwarteter Reaktionen.

# Mehrere Wege zur Diagnose

Am häufigsten zeigt sich die Nahrungsmittel-Allergie auf der
Haut, zum Beispiel durch

- Hautausschlag,
- Rötung,
- Schwellung.

Wenn die Atemwege betroffen sind, kommt es zu Niesattacken,
Schnupfen, Husten und schlimmstenfalls Asthma. In Mund und
Rachen können Lippen, Zunge und Gaumen anschwellen und

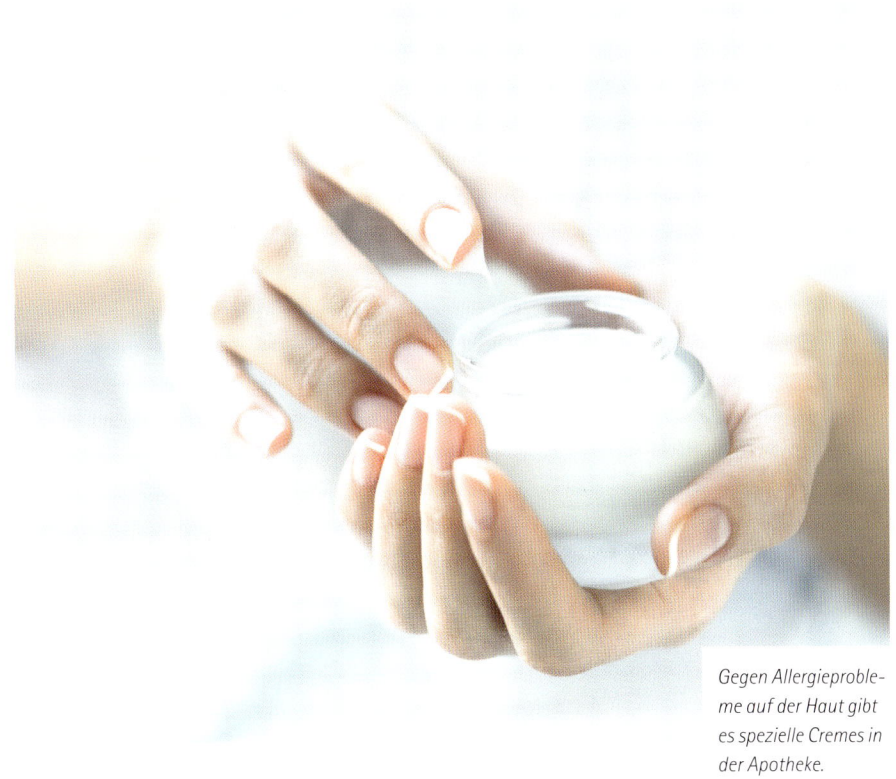

*Gegen Allergieproble-
me auf der Haut gibt
es spezielle Cremes in
der Apotheke.*

jucken. Der Magen-Darm-Trakt reagiert ähnlich wie bei den Nahrungsmittel-Unverträglichkeiten. Häufige Symptome sind

- Blähungen,
- Bauchschmerzen,
- Krämpfe,
- Koliken,
- Durchfall und
- Erbrechen.

*Beim anaphylakti-*
*schen Schock kön-*
*nen innerhalb von*
*Minuten die Bron-*
*chien verkrampfen*
*und der Blutdruck*
*extrem sinken.*

Unbehandelt kann durch eine akute allergische Reaktion ein lebensbedrohlicher anaphylaktischer Schock entstehen. Das ist selten, aber gefährlich.

Um eine Nahrungsmittel-Allergie sicher festzustellen, ist es erforderlich, die Sensibilisierung gegen die Allergene nachzu-weisen. Das gestaltet sich schon deshalb schwierig, weil es eine Vielzahl von Allergie-Auslösern gibt. Am Anfang steht immer ein klärendes Gespräch mit dem Arzt. Dabei kann ein Ernährungs-protokoll sehr hilfreich sein, um den Verdacht auf bestimmte Allergie-Auslöser zu lenken. Ein Hauttest hilft ebenfalls bei der Suche. Hier trägt der Arzt Allergen-Extrakte auf die Haut auf, und beobachtet, ob sich eine Rötung oder Quaddeln zeigen. Ein Bluttest kann die Diagnostik ergänzen. Dabei prüft das Labor auf Antikörper, sogenannte Immunglobuline, meist IgE. Allerdings sagt ein positiver Befund noch nichts darüber aus, ob die aktu-ellen Beschwerden mit den getesteten Lebensmitteln in Ver-bindung stehen. Er gibt aber einen Hinweis, ob überhaupt eine Reaktion unter Beteiligung des Immunsystems vorliegt.

Danach kann zur Diagnose eine spezielle Karenzdiät sinnvoll sein, bei der allergieauslösende Nahrungsmittel oder bestimmte Stoffe vom Speiseplan verschwinden. Wenn sich dadurch die Beschwerden bessern, bekommt der Patient später einzelne All-ergene verabreicht und der Arzt beurteilt die Reaktion darauf.

# Pollen + Nahrungsmittel = Kreuzallergie

Menschen mit Heuschnupfen haben häufig Kreuzallergien mit bestimmten Nahrungsmitteln. Sie reagieren auf diese aber nicht unbedingt mit Atembeschwerden wie beim Heuschnupfen, sondern eher mit Reaktionen im Mund wie Kribbeln, Brennen und Anschwellen der Schleimhäute. Das kann nicht nur sehr unangenehm, sondern auch gefährlich werden.

Je nachdem, auf welche Blütenpollen der Allergiker empfindlich reagiert, unterscheiden sich die Nahrungsmittel, die für eine Kreuzallergie infrage kommen. Die Beschwerden bestehen manchmal nur während der Zeit, in der auch der Heuschnupfen auftritt, manchmal aber auch ganzjährig. Die folgenden Tabellen zeigen häufige Kombinationen für verträgliche und unverträgliche Lebensmittel bei bestehender Pollenallergie.

## Allergie auf Birken-, Erlen-, Haselnusspollen (Hauptzeit Februar bis Mai)

| Häufig Auslöser allergischer Reaktionen | Selten Auslöser allergischer Reaktionen | Meist gut verträglich |
|---|---|---|
| Apfel, Kirsche, Kiwi, Pflaume | Birne, Mango | Ananas, Banane, Mandarine, Blaubeere |
| Möhren, Sellerie, Sojaprodukte, Erdnüsse | Tomate, Paprika | Kohlrabi Blumenkohl, Bohnen, Kürbis, Salat |
| Haselnuss, Mandeln | Walnuss | Kokosnuss |

### Allergie auf Beifußpollen (Hauptzeit Juli bis August)

| Häufig Auslöser allergischer Reaktionen | Selten Auslöser allergischer Reaktionen | Meist gut verträglich |
|---|---|---|
| Honigmelone | Litschi, Mango | Ananas, Banane, Birne, Nektarine, Himbeere |
| rohe Kartoffel (bei Berührung) | Knoblauch, Kürbis | Blumenkohl, Bohnen, Fenchel, Kohlrabi, Rosenkohl, Salat, Wirsing |

Speziell bei Äpfeln gibt es Sorten, die stärker allergieauslösend sind, wie Braeburn, Golden Delicious, Granny Smith und Jonagold, und andere, die verträglicher sind, wie Altländer, Boskop und Gloster.

## Behandlung: von der Diät bis zum Notfall-Set

Die Therapie der Nahrungsmittel-Allergie besteht darin, die allergieauslösenden Stoffe strikt zu vermeiden – und das unter Umständen lebenslänglich. Bei den Nahrungsmittel-Allergien im Kindesalter besteht allerdings die Hoffnung, dass sie wieder verschwinden. Manchmal tritt an ihre Stelle eine andere Erkrankung, zum Beispiel Neurodermitis.

Allgemeingültige Ernährungsempfehlungen gibt es nicht, jeder Plan muss individuell erstellt werden. Werden die Patienten nicht fundiert beraten, laufen sie Gefahr, sich einseitig zu ernähren.

Daher ist es bei Verdacht auf Nahrungsmittel-Allergie abso-
lut erforderlich, sich von Anfang an in ärztliche Behandlung
zu begeben. Zusätzlich deckt eine regelmäßige, professionelle
Ernährungsberatung Diätfehler auf und erstellt, überprüft und
korrigiert Pläne.

Selbst wer beim Essen sehr aufmerksam ist, kann jederzeit Allergene in versteckter Form aufnehmen, gerade bei Mahlzeiten, die
man nicht selbst zubereitet hat. Kommt es zu einer schweren allergischen Reaktion, kann ein Notfall-Set lebensrettend sein. Der
Arzt entscheidet, ob der Patient ein solches Set mit sich führen
muss. Es enthält meist die folgenden Medikamente:

- ein schnell wirkendes Antiallergikum in flüssiger Form, so dass
  man es trinken kann,
- ein Kortison-Präparat, ebenfalls zum Trinken,
- ein Adrenalin-Präparat (Epinephrin) als Fertigspritze.

Gegen leichtere Symptome der Nahrungsmittel-Allergie ist
eventuell eine Therapie mit antiallergischen Präparaten aus der
Gruppe der sogenannten Antihistaminika und/oder Kortison-
Präparaten geeignet. Antihistaminika sind Wirkstoffe, die
allergische Reaktionen abmildern. Die älteren Präparate wirken
bei Nahrungsmittelallergien besser als die neuen, machen jedoch
stärker müde. Medikamente können aber nur eine Notlösung
sein und ersetzen keinesfalls die Diät.

*Antiallergika oder
Antihistaminka* sind
*ohne Rezept in der
Apotheke erhältlich.*

## So erkennt man allergieauslösende Nahrungsmittel

Die geltende Verordnung zur Allergen-Kennzeichnung sieht vor,
dass die häufigsten Allergieauslöser auf verpackter Ware aufge-
druckt sein müssen. Hierzu gehören:

- Eier,
- Erdnüsse,
- Fisch,
- Glutenhaltiges Getreide (Weizen, Roggen, Gerste, Hafer, Dinkel, Kamut oder Hybridstämme davon),
- Krebstiere,
- Lupinen,
- Milch,
- Nüsse,
- Schalenfrüchte (Mandel, Haselnuss, Walnuss, Cashew, Paranuss, Pecannuss, Pistazie, Macadamianuss, Queenslandnuss),
- Schwefeldioxid und Sulfite (über 10 mg/kg),
- Sellerie,
- Senf,
- Sesam,
- Soja,
- Weichtiere und
- jeweils daraus hergestellte Produkte.

Dennoch können Spuren einer Zutat beim Herstellungsprozess unbeabsichtigt in die Lebensmittel gelangen und eine allergische Reaktion auslösen.

Seit Dezember 2014 muss auch bei loser Ware (Bäckereien, Metzgereien) über die Allergene Auskunft gegeben werden. Entweder in schriftlicher Form durch entsprechende Aushänge oder mündlich auf Nachfrage.

### Tipps zur Vorbeugung allergischer Reaktionen
Bei einer bestehenden Nahrungsmittel-Allergie können Sie einer allergischen Reaktion weitgehend vorbeugen, indem Sie folgende Tipps beachten:

- Verzehren Sie eher verarbeitete als rohe Lebensmittel, denn sie lösen seltener allergische Reaktionen aus.
- Nüsse, Sellerie und die meisten tierischen Lebensmittel enthalten eher hitzestabile Allergieauslöser, sodass Sie auf diese Lebensmittel am besten ganz verzichten.
- Achten Sie beim Kauf von Lebensmitteln auf die Allergen-Kennzeichnung auf der Verpackung.
- Erkundigen Sie sich beim Kauf von unverpackten verarbeiteten Produkten (zum Beispiel Brot vom Bäcker), ob diese versteckte Allergieauslöser enthalten könnten (wie Milch, Ei, Weizen, Soja oder Sellerie).
- Seien Sie besonders vorsichtig beim Verzehr von Fertigprodukten, Soßen, Puddings und Feinkostsalaten, da diese ebenfalls versteckte Allergene enthalten können.
- Meiden Sie Lebensmittel wie bestimmte Käse, Hefe, Spinat und Rotwein, die viel Histamin enthalten und so eine allergische Reaktion verstärken können.

# Ausgewogen ernähren mit Alternativen

Es ist wichtig, nicht in eine einseitige Ernährung zu verfallen, wenn man als Allergiker bestimmte Nahrungsmittel meiden muss. Hier einige Alternativen, die häufige Allergieauslöser auf dem Speiseplan ersetzen können, ohne Nährstoffe einzubüßen:

## Soja

Sojaprodukte sind wertvolle Eiweißlieferanten. Allerdings ist eine ausgewogene Ernährung ohne Soja leicht möglich. Alternative Eiweißquellen sind Milch und Milchprodukte, Fleisch, Fisch und Eier.

Ein Problem kann bei Vegetariern und ganz besonders Veganern entstehen. Sie brauchen eine professionelle Ernährungsberatung.

## Lupine

Das für Soja Gesagte gilt genauso für Lupine. In letzter Zeit wird Lupine anstelle von Soja vielen Nahrungsmitteln zugesetzt, ganz besonders in glutenfreien und kohlenhydratarmen Produkten. Ihr allergenes Potential ist aber genauso hoch einzuschätzen. Lupine muss gekennzeichnet werden zum Beispiel als Lupinenmehl, -kleie, -tofu, -milch, -ballaststoff, -protein, -eiweißkonzentrat. Sie lässt sich gut durch andere Hülsenfrüchte wie Linsen, Bohnen oder Erbsen ersetzen, wenn man sie überhaupt zu Hause verwendet.

## Ei

Eine Ernährung ohne Ei ist ohne weiteres möglich. Fleisch- und Pflanzeneiweiß können an seine Stelle treten. Beim Kochen kann es allerdings Probleme geben, wenn Ei in Rezepten ersetzt werden muss. Verschiedene Lebensmittelhersteller bieten

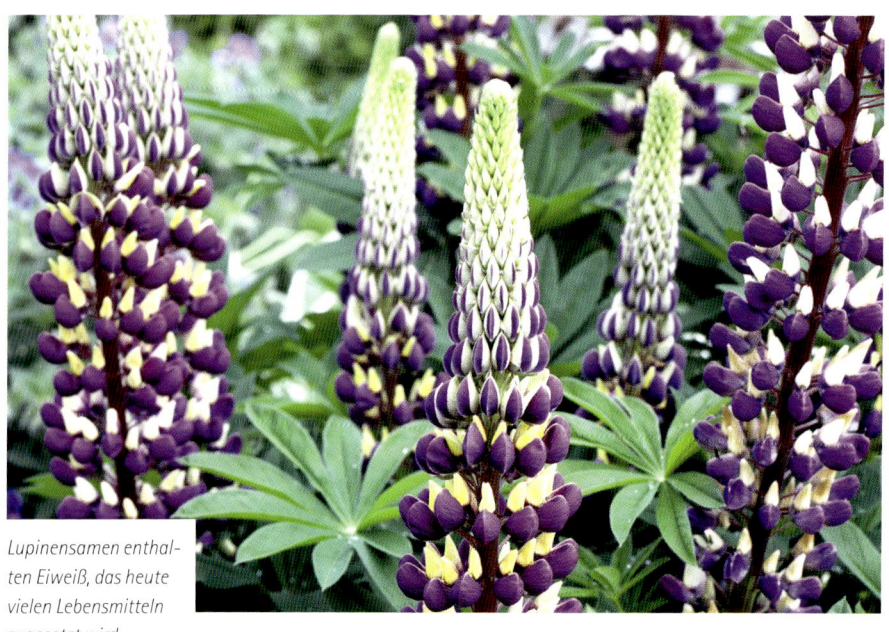

*Lupinensamen enthalten Eiweiß, das heute vielen Lebensmitteln zugesetzt wird.*

Ei-Ersatzpulver an, das einfach mit Wasser angerührt wird. Man kann auch selbst versuchen, Ei durch Mischungen von verschiedenen Mehlen mit Ölen, gelegentlich in Kombination mit Backpulver (für Gebäcke) auszutauschen. Anleitungen finden sich in entsprechenden Kochbüchern und im Internet.

## Milch

Erwachsene können sich problemlos ohne Milch ernähren. Allerdings müssen sie darauf achten, genug Calcium aufzunehmen, wenn sie keine Milch und Milchprodukte verzehren. Als Milchersatz auf Pflanzenbasis gibt es zum Beispiel:

- Mandelmilch

ist leicht nussig im Geschmack. Sie wird aus Mandeln und Wasser hergestellt.

- Getreidemilch

besteht aus Hafer, Dinkel, Einkorn oder Roggen und ist nur als Milch-Ersatz für Erwachsene zu empfehlen.

- Reismilch

ist eine Form der Getreidemilch und schmeckt leicht süßlich. Sie wird aus Vollkornreis hergestellt und wird nicht als Milch, sondern als „Getränk" bezeichnet.

- Sojamilch

wird aus Sojabohnen hergestellt. Sie ist wegen ihres hochwertigen Eiweißes ernährungsphysiologisch wertvoll. Allerdings besteht die Gefahr, eine Allergie dagegen zu entwickeln, so dass sie für Allergiker eher nicht in Frage kommt.

## Nüsse (Schalenfrüchte)

Nüsse liefern hochwertiges Eiweiß, ungesättigte Fettsäuren und Zink. Allerdings tritt kein Nährstoffmangel auf, wenn auf Nüsse verzichtet wird. Bei Menschen, die gerne Nüsse essen, bieten sich als Alternativen Kürbiskerne, Sonnenblumenkerne, Amaranth, Sesam und Leinsamen an.

## Erdnüsse

Erdnüsse sind sehr starke Allergieauslöser. Sie müssen selbst in Spuren von Erdnussallergikern vermieden werden. Allerdings zieht das keinen Nährstoffmangel nach sich, da Erdnüsse kein wesentlicher Bestandteil der Ernährung sind. Sie liefern pflanzliches Eiweiß, Magnesium und B-Vitamine. Die Erdnuss gehört botanisch zu den Hülsenfrüchten und lässt sich in der Ernährung leicht und vollständig durch andere Hülsenfrüchte ersetzen.

## Fisch

*Mithilfe von Jod bildet die Schilddrüse wichtige Hormone.*

Wenn ein Allergiker Fisch vom Speisezettel streichen muss, hat er schon größere Probleme, sich ausgewogen zu ernähren. Fisch liefert Jod, Eiweiß und langkettige ungesättigte Fettsäuren, die in anderen Nahrungsmitteln in diesem Umfang nicht vorkommen. Das Eiweiß ist durch Milch-, Ei-und Fleischeiweiß leicht zu ersetzen. Als Jodquellen haben wir Milch und Jodsalz. Es sollte aber im Einzelfall überprüft werden, ob das genügt, um die Schilddrüse ausreichend zu versorgen.

Problematisch kann die Versorgung mit den langkettigen Fettsäuren werden. Sie kommen auch in Nüssen, Samen und Pflanzenölen vor, allerdings in geringerer Konzentration und einem anderen Verhältnis zueinander als im Fisch. Es kann ratsam sein, diese n-3-Fettsäuren oder omega-3-Fettsäuren als Nahrungsergänzungsmittel zu sich zu nehmen.

## Krebse und Weichtiere

Ähnlich wie Fisch liefern Krebse und Weichtiere Eiweiß und Jod. Das Eiweiß kann leicht durch anderes tierisches Eiweiß ersetzt werden. Als Jodlieferanten kommen wieder Milch und Jodsalz infrage.

# Nützliche Adressen

## Intoleranzen und Allergien
Deutscher Allergie- und Asthmabund e.V. (DAAB)
An der Eickesmühle 15-19
41238 Mönchengladbach
Telefon: 02166 6478820
E-Mail: info@daab.de
www.daab.de

## Zöliakie
Deutsche Zöliakie-Gesellschaft e.V.
Kupferstr. 36
70565 Stuttgart
Telefon: 0711 4599810
E-Mail: info@dzg-online.de
www.dzg-online.de

## Reizdarm
Gastro-Liga e.V.
Friedrich-List-Straße 13
35398 Gießen
Telefon: 0641 974810
E-Mail: geschaeftsstelle@gastro-liga.de
www.gastro-liga.de

Deutsche Reizdarmselbsthilfe e.V.
Postfach 700218
60552 Frankfurt
Telefon: 069 7137786
E-Mail: info@reizdarmselbsthilfe.de
www.reizdarmselbsthilfe.de

# Stichwortverzeichnis

| Stichwort | Seiten |
| --- | --- |
| Alkohol | 9, 28, 44f., 50, 54, 60, 70, 77 |
| Allergie | 5, 7, 8f., 41f., 55, 59, 60, 80ff. |
| Arzneimittel | 9ff., 29, 37, 39, 41, 43ff., 55 |
| Atemtest | 16f., 33f. |
| Auslassdiät | 46 |
| Biogene Amine | 43, 50, 84 |
| Blähungen | 5, 9, 14f., 32, 41, 58f., 67, 70, 75, 77, 79, 86 |
| Calcium | 23, 26, 29, 59, 74, 93 |
| Depression | 32f., 69 |
| Darmflora | 33. 78f., 82 |
| Diabetiker | 11, 16, 35 |
| Diagnose | 5ff., 32ff., 46f., 60, 65, 68, 76, 85f. |
| Diaminoxidase (DAO) | 42f., 43, 45f. |
| Dünndarm | 13ff., 24, 31f., 34, 36, 58, 60, 71, |
| Durchfall | 5f., 9, 13ff., 29, 32, 39, 41, 55, 58f., 67, 71, 74f., 77, 79, 86 |
| Fisch | 21f., 26f., 38, 44, 46f., 49f., 52, 54, 62, 64, 83f., 89, 91, 94 |
| Fleisch | 21f., 26f., 38, 46ff., 50, 52, 54, 62, 64, 74, 91f., 94 |
| Folsäure | 33, 59 |
| Fruktose/Fruchtzucker | 2, 8, 11, 30ff., 37, 71 |
| Gentest | 17 |
| Getreide | 11, 21, 26, 38, 52f., 54, 57f., 61, 64, 73, 90, 93 |
| Glukose | 13, 16, 26, 31, 35ff. |
| Gluten | 7f., 8, 10f., 56ff., 75, 90, 92 |
| Homöopathie | 78 |
| Histamin | 8, 11, 40ff., 84, 89, 91 |
| Käse | 21ff., 25f., 29, 38, 43f., 46ff., 52, 54, 62f., 65, 82, 84, 91 |
| Klebereiweiß | 57 |
| Kreuzallergie | 87 |
| Laktase | 13ff., 24 |
| Laktose/Milchzucker | 8, 10ff., 71, 74f. |
| Lektine | 60 |
| Mannit | 29, 36, 70f. |
| Mastzellen | 42 |
| Medikamente | 9ff., 45, 55, 89 |
| Probiotika | 78f. |
| Pseudoallergie | 42, 84 |
| Pseudogetreide | 58, 64 |
| Reizdarmsyndrom | 11, 32, 60, 66ff. |
| Sorbit | 11, 29, 36f., 70f. |
| Stress | 67, 70 |
| Süßigkeiten | 28, 34, 37, 51, 54, 74 |
| Trockenobst | 35, 71 |
| Verstopfung | 5, 47, 59, 67, 72, 74ff. |
| Vitamin D | 23, 74 |
| Vitamin $B_6$ | 58 |
| Vitamin $B_{12}$ | 59, 7 |
| Weizen | 52f., 57, 58f., 60ff., 73, 90f. |
| Xylit | 29, 36, 70f. |
| Zöliakie | 57, 58ff., 65 |
| Zuckerersatzstoffe | 11, 29, 70f. |